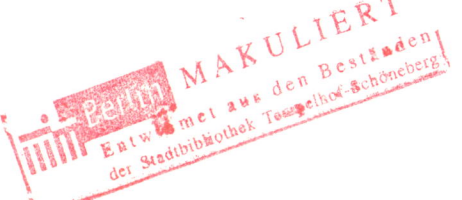

BENEDIKT SCHWAN
Ohnekind

BENEDIKT SCHWAN

Ohnekind

Männlich, Kinderwunsch, steril

Was es heißt,
zeugungsunfähig zu sein

HEYNE ‹

Sollte diese Publikation Links auf Webseiten Dritter enthalten, so übernehmen wir für deren Inhalte keine Haftung, da wir uns diese nicht zu eigen machen, sondern lediglich auf deren Stand zum Zeitpunkt der Erstveröffentlichung verweisen.

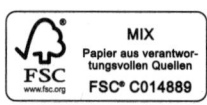

Verlagsgruppe Random House FSC® N001967

Originalausgabe 2020

Copyright © 2020 by Wilhelm Heyne Verlag, München,
in der Verlagsgruppe Random House GmbH,
Neumarkter Straße 28, 81673 München
Redaktion: Regina Carstensen
Umschlaggestaltung: Martina Eisele Design unter
Verwendung von Bigstock (MacroOne)
Herstellung: Helga Schörnig
Satz: Vornehm Mediengestaltung GmbH, München
Druck und Bindung: Friedrich Pustet KG, Regensburg
Printed in Germany
ISBN: 978-3-453-20723-3

www.heyne.de

In Liebe für E.

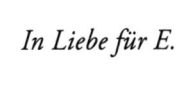

Inhalt

1 Kinderwunschzentrum 11
2 Lagebericht 25
3 Azoospermie 34
4 Das Weltproblem 43
5 Schicksal 56
6 Kanada: Der Übervater 65
7 Die Jugend 77
8 Norwegen: Ein Land zum Kinderkriegen 90
9 Paartherapie 99
10 Adoption 110
11 Die Zukunft 122
12 Japan: Das aussterbende Land 134
13 Israel: Vatersein 161
14 Wissenschaft 176
15 Hilfe holen 187
16 Amerika: Besuch beim Erfinder 202
17 Psychologie 207
18 Entscheidungsfindung 217
19 Was zu tun ist 226
20 Cliffhanger 237

Literatur und Links 249
Danksagung 251

Für einen Vater, dessen Kind stirbt, stirbt die Zukunft.
Für ein Kind, dessen Eltern sterben, stirbt die Vergangenheit.
MOSES BARUCH AUERBACHER

1 Kinderwunschzentrum

Beim Arzt.
»Wo bin ich hier nur hingeraten!«, rufe ich leise in den Raum, aber niemand antwortet. In mir macht sich ein Gefühl der Ohnmacht breit. Obwohl die Wichskabinen im Kinderwunschzentrum eigentlich ganz gemütlich aussehen.

Es liegen vor mir, gleich hinter der Tür: ein Halbsofa aus schwarzem Kunstleder, auf dem mit nicht zu unterschätzendem Geschick eine kratzige Papierfolie drapiert ist, an der ich mir später die Finger abwischen werde; eine mit einer Kunststoffwand abgetrennte Wasch- und Toilettennische mit Pissoir einer renommierten deutschen Sanitärmarke, denn dieser Raum ist nur für Männer gedacht; ein mit rustikalem Holz umbauter Heizkörper, der leicht muffige Luft ausdampft. Hinter der Sitzgelegenheit befindet sich schließlich noch ein starr gekipptes Fenster, das ich mit viel Mühe geschlossen bekomme, denn Straßengeräusche kann ich jetzt wirklich nicht gebrauchen.

Der DVD-Spieler will nicht so recht. Die erste Bildplatte, die anläuft, ist ein Porno mit einer unansehnlichen blonden Frau. Mein Penis kann damit wenig bis nichts anfangen, weshalb ich die DVD wechsle. Die Auswahl ist beschränkt. Ich finde nur noch einen offenbar aus Brasilien stammenden Streifen vor, mit mehreren Frauen mit Ballon-Popos auf dem

Cover, die sich einträchtig vor einem Mann in schwarzem Muskelshirt niedergekniet haben. Okay, damit kann ich arbeiten. Eine Cybersex-Sitzung via FaceTime hatte zuvor meine Frau dankend abgelehnt, was ich ihr wegen der aktuellen Uhrzeit nicht verdenke – es ist kurz nach acht. »Da musst du leider alleine durch«, hatte sie lachend gesagt.

Es will mir einfach nicht gelingen, die DVD einzuschieben. Die alte kommt zwar heraus, doch die neue will nicht hinein. Das Slot-In-Laufwerk spuckt sie immer wieder aus. Mit freiem Unterleib, minimal erigiertem Penis und einer Hose unter den Kniekehlen versuche ich, die Scheibe zu reinigen, sie wurde vermutlich von Hunderten meiner Leidensgenossen malträtiert. Schließlich und endlich läuft der Film an, und ich spule mich bis zu dem, was ich für die besten Szenen halte, vor. Nach einer guten Viertelstunde habe ich schließlich den Becher mit einigen Millilitern Sperma gefüllt.

»Normalerweise kommt bei mir mehr raus«, versuche ich die freundliche Schwester um die dreißig zum Lachen zu bringen, als ich den Raum verlasse und die Probe abgebe. Sie lächelt kurz und meint, das reiche doch für den Test dicke. »Na dann, allet schicki«, sage ich zum Abschied in einem Berlinerisch, das meine Frau für imitiert hält.

Der Warteraum des Kinderwunschzentrums, in dem ich einige Stunden später sitze, wirkt auf mich wie der traurigste umbaute Ort Berlins, Deutschlands, vielleicht Westeuropas. Zwei Stuhlreihen sitzen sich gegenüber, zum Fenster hin ist eine Ablage mit Broschüren und Zeitschriften, schlechtem Kaffee aus einem großen Thermobehälter und einigen Keksen angebracht.

Auf einem Bildschirm läuft Werbung für die Wundermethoden, die die Herren und Damen Doktoren hier offerieren. Ich lese etwas von sich nicht schnell genug bewegenden

Spermien, denen man mit einer Art Erfolgsgarantie Beine machen zu können scheint. Es werden Details des menschlichen Fortpflanzungsapparats erklärt, die ich bisher weder kannte noch kennenlernen wollte. Probleme des Gebärmutterschleims haben mich zum Beispiel wirklich noch nie interessiert, doch das scheint sehr wichtig zu sein. Aber, so signalisieren die Fotos des lächelnden Ärzteteams und der Frauen und Männer mit glücklichen Kindern auf dem Schoß, die immer wieder eingeblendet werden: »Na dann, allet schicki.«

Während meiner rund einstündigen Wartezeit betreten immer wieder Paare den Raum, deren Gesichter eine merkwürdige Mischung aus Hoffnungsfreude und tiefer Müdigkeit kennzeichnet. Jeder einzelne dieser Menschen grüßt mich freundlich, als gehörten wir zu einer traurigen Schicksalsgemeinschaft. Ich sehe dich, sagen mir diese Blicke, und du siehst mich. Ich weiß, wie es mir geht, du weißt, wie es mir geht.

Manchmal komme ich mir etwas hochmütig vor, weil ich irgendwie das Gefühl habe, überhaupt nicht hierherzugehören. Ich brauche das nicht, ich will nicht einer von denen sein, die es nötig haben, am letzten Rockzipfel der Hoffnung zu hängen. Wenn es nicht geht, geht es halt nicht.

Zuletzt betritt noch eine Frau mit drei Kindern den Raum. Beinahe hätte ich laut gesagt, dass manche Menschen wohl nicht genug kriegen können. Ich habe es nur gedacht. Wer weiß, welche Umstände dafür gesorgt haben, dass sie heute auch hier im Kinderwunschzentrum ist.

Als ich schließlich dem Arzt gegenübersitze, merke ich, wie mich eine Schwere überkommt. Der Mann ist ein netter Kerl, etwas älter als ich.

Wir reden, was mir gefällt, über ein paar Filme aus seinem Fachgebiet, darunter das Genomik-Märchen *Gattaca* aus den Neunzigern, ein durchaus sehenswerter Science-Fiction-Film, der sich um eine gentechnisch kontrollierte, albtraumhafte Gesellschaft dreht.

»Wenn wir nicht aufpassen, kommen wir da hin«, bemerkt er. Dann zaubert er mein Spermiogramm auf seinen Flachbildschirm. Federnd bewegt der Arzt seinen Zeigefinger über das Trackpad.

»Ja, hmm«, sagt er dann und reibt sich nachdenklich das gut und glatt rasierte Kinn. »Es sieht so aus, als sei da nichts drin.«

Ich merke, wie das Blut in mein Gesicht schießt und sich mein Herzschlag beschleunigt. Ich berappele mich kurz und sage im besten mir möglichen Journalistenton, der normalerweise darauf ausgelegt ist, investigativ auf den Putz zu hauen: »Was meinen Sie damit?«

Der Arzt erklärt mir etwas von der Spermienentstehung in den Hoden, den dafür zuständigen Hormonen. »Laut unserer Ergebnisse aus den Bluttests versucht Ihr Körper Spermien zu produzieren, das ist so auch hormonell angezeigt. Das funktioniert aber nicht. Im Ejakulat sind keine Samenzellen nachzuweisen.«

Es folgt eine mir im Nachhinein nur noch schwer erinnerliche halbe Stunde, in der mir der Arzt die möglichen Gründe für meine Sterilität, also meine Unfruchtbarkeit beziehungsweise meine Zeugungsunfähigkeit, zu kommunizieren versucht. »Das ist mit großer Wahrscheinlichkeit genetisch bedingt.« Ich frage, ob es sein kann, dass ich schon seit meiner Geburt steril bin. Das sei durchaus möglich, erwidert er.

Zu diesem Zeitpunkt bin ich einundvierzig Jahre alt. Ich erinnere mich an die vielen Versuche des letzten halben Jahrs, meine Frau endlich schwanger zu bekommen – und die Jahre davor, in der mir auch noch nie ein Treffer gelungen war, wenn auch zu jener Zeit dankenswerterweise.

Als Nächstes kommt eine Erläuterung der möglichen Prozeduren, mit denen man meiner Unzulänglichkeit abhelfen könnte. Mir werden Begrifflichkeiten an den Kopf geworfen, die ich noch nie gehört habe. »Wir haben da einen sehr guten Urologen«, sagt der Arzt. »Es wäre natürlich alles unter Vollnarkose.«

Wie er mir, der übrigens ausgebildeter Frauenarzt ist, weiter erläutert, ist es möglich, aus den Hoden operativ Spermien zu entnehmen, sollten diese denn überhaupt vorhanden sein. Die Chancen dafür stünden gar nicht so schlecht. Anschließend würden diese Spermien auf ihre Lebensfähigkeit geprüft, und es folge dann nach Eientnahme bei der Frau eine Befruchtung im Reagenzglas. Wir verabschieden uns, und er wünscht mir alles Gute, zum nächsten Besuch solle ich doch meine Frau mitbringen. Als ich in der Kühle dieses Wintertags auf der Straße stehe, fühlt sich alles taub an.

Wasserschaden.

Mir hat ein äußerst kluger und wirklich gut aussehender Sanierungshandwerker aus Berlin-Pankow – fein gezwirbelter Schnurrbart, Blaumann, selbst nach zwanzig Minuten intensiver chemischer Schimmelreinigung noch knitterfreier als viele meiner eigenen Polohemden – einmal erklärt, dass es für ein Gebäude nichts Schlimmeres gibt als Wasser. »Es greift die Substanz an. Übler ist nur noch, wenn Ihnen die Hütte abbrennt.«

Einige Monate nach meinem Besuch im Kinderwunschzentrum – ich habe das Problem, wie es meine mentalgesundheitlich unsinnvolle Art ist, zunächst in den hintersten Winkel meines Kopfs geschoben – zeigt mein iPhone beim Klingeln eine mir äußerst unangenehme Nummer. Es ist der Hausmeister unserer Wohnanlage in Berlin-Mitte, wo sich auch mein Büro befindet. Wenn der anruft, ist irgendetwas Schlimmes passiert. Er käme niemals auf die Idee, nur einmal kurz zu plauschen oder eine positive Nachricht per Sprachtelefonie zu übermitteln, obwohl ich ihm doch erst kürzlich ein hübsches Trinkgeld gegeben hatte. Freundliche Konversation macht er nach alter Berliner Tradition nur persönlich, wenn überhaupt.

Ohne auch nur ein halbwegs dahingemurmeltes »Hallo, wie geht's Ihnen denn so?« fällt er mit der Tür ins Haus, beziehungsweise mit dem Spülmaschinenschlauch meines Nachbarn ein Stockwerk über mir in die Küche meines Büros. »Sie haben einen Wasserschaden an der Decke.« Und in der Kammer tropfe es wohl auch.

Man kann das Gefühl, das einen überfällt, wenn man das eigene Hab und Gut bedroht sieht, kaum beschreiben. Als ich Bilder vom letzten Hurrikan in New Orleans gesehen habe, mit all den Leuten, die ihre Habseligkeiten vor dem Wasser zu retten versuchten, kamen mir die Tränen. Nun glaube ich, mich bereits in einer ähnlichen Problemlage zu befinden. Der Hausmeister macht am Telefon keine Anstalten, mich in meiner Panik zu beruhigen. Wasser ist da, kann nirgendwohin und will durch das durch, was mir gehört.

Als ich im Büro eintreffe, zeigt sich, dass die Situation nicht ganz so dunkel ist, wie es der Hausmeister mit seiner Grabesstimme intoniert hatte. Ja, in der Küche gibt es Flecken, ja, im Abstellraum tropft es von der Decke. Aber die Hauptlast des Schadens – dem Nachbarn über mir war in der Tat der Heißwasserschlauch seiner Spülmaschine geplatzt, während er den Schlaf der Gerechten schlief – traf das Buchhaltungsbüro unter mir. Als ich die Hauptmieterin dort später besuche, guckt sie mich sauer an, dabei war mein Büro ja nur eine Art Wasserweiterleitung und wir gänzlich unschuldig. Dem Haus hier wird anscheinend zu wenig Pflege zuteil, das betrifft auch die Wartung von Küchenschläuchen samt angeschlossener Armaturen, für die sich niemand zuständig fühlt.

Als die von unserer Hausverwaltung aktivierte Handwerkerfirma schließlich eintrifft, um den Schaden zu begutachten und erste Gegenmaßnahmen einzuleiten, stellt auch diese fest, dass ein Großteil des Wassers direkt ins Buchhaltungsbüro unter mir geflossen ist, während nahezu fast ein ganzer Eimer voll in der Deckenlampe steckt, die in meiner Abstellkammer hängt. Die teure Designerdeckenlampe, die ich dort angebracht habe, ist zwar für Feuchträume geeignet, aber das hier ist schon eine beachtliche Leistung. Ein später herbeigerufener Elektriker mit freundlich schlesischem Akzent kann seinen Respekt nur schwer verbergen: Das Ding hat den Wasserschaden glatt überstanden, ohne dass auch nur eine Sicherung herausgefallen wäre. Die Lampe ist also weiterhin einsatzbereit. Das waren offenkundig die besten 300 Euro, die ich in den letzten Jahren ausgegeben habe.

Am Abend nach der Wasserschadenmeldung höre ich unserem Hund beim Fressen zu. Mich besänftigt das Geräusch, wenn er sein Trockenfutter vertilgt. Es hat einen angenehmen, fast sonoren Klang, wenn der kleine Dackel mampft. Man möchte dem zuhören wie ein Baby der Atmung seiner Mutter.

Entsprechend beruhigt mich das von jeglichen Problemen der Menschheit befreite alltägliche Vorgehen unseres Vierbeiners, als ich mich in meinen schon leicht angestoßenen

Sessel in unserer Wohnung fallen lasse und darüber nachzudenken beginne, warum mir das Schicksal so übel mitspielt. Karma? Habe ich irgendetwas wirklich Schlechtes in letzter Zeit getan, womit ich das hier verdient hätte?

Der Wasserschaden hat in mir auch die verdrängte Sterilität wieder an die Oberfläche gespült. Sie ist plötzlich wieder da wie ein die Geschwindigkeitsbegrenzung ignorierender 18-Tonner aus Litauen im Rückspiegel, der versucht, einen auf der Landstraße zu überholen.

Meine Frau hatte die Nachricht mit großer Gleichmut und geradezu liebevoller Stoa aufgenommen. Sie machte sogar den Scherz, dass sie ja dann keine Schuld treffe. »Ich werde alles tun, was ich tun muss«, sagte sie mit fester Stimme und schaute mir dabei direkt in die Augen, als ich sie nach dem Arztbesuch sah.

Seit zehn Jahren sind wir verheiratet. Sie ist der Mensch, der mich niemals nervt, wenn wir zusammen sind, dem ich alles, was in meiner Gedankenwelt vorkommt, anvertrauen kann. Sie hat sich niemals an meinen Stimmungsschwankungen, meinen Frisuren-Experimenten – mit neununddreißig musste ich mir unbedingt noch einmal beweisen, dass ich mir lange Haare wachsen lassen kann – oder meinem manchmal doch sehr distinguierten Garderobengeschmack gestört. Oder an meinen Gewichtsschwankungen.

Jegliche kreative Idee, die ich jemals hatte, hat sie mit nie weniger als vollstem Enthusiasmus mit mir geteilt. Es gibt keinen Menschen, der mehr an mich glaubt.

Ich weiß, welch unendliches Glück ich mit ihr habe. Trotz aller beziehungsimmanenten Streitigkeiten, die man nun mal hat, wenn man zusammenlebt, und die sich oft genug aus meinem eigenen Egoismus und dem Drang, meine Umgebung in einen unmenschlichen Perfektionismus zu zwingen, speisen.

Ich habe ihr immer gesagt, dass, sollten wir uns jemals trennen, ich ihrer Nachfolgerin kein leichtes Leben machen werde, weil ich weiß, dass es nichts Besseres geben kann als das, was ich mit ihr habe.

Kinder, Kinder.
Ich habe Kinder immer gemocht und wollte immer welche, zumindest »irgendwann«. Auch wenn ich lange Zeit nie verstanden hatte, wie es Menschen schaffen konnten, derart viel Verantwortung für ein anderes, noch von ihnen abstammendes Geschöpf zu übernehmen. Ich musste stets an meine eigene Kindheit und mein eigenes Leiden in dieser denken. Mich ergriff die Angst, dass ich womöglich die gleichen Fehler machen würde, die ich meinen Eltern später einmal vorgeworfen habe.

Mit zunehmendem Alter wurde mir aber immer stärker bewusst, dass ich im Zusammenhang mit Kindern etwas tue, für das Briten und Amerikaner das wunderbare Verb »to overthink« gefunden haben. Ich grübele zu viel, denke zu viel nach, mache mir viel zu viele Sorgen. Wären alle Menschen so wie ich, wäre die menschliche Rasse längst ausgestorben. Das dürfte einer der Gründe gewesen sein, warum sich mein Kinderwunsch so spät entwickelt hat. Aufseiten meiner Frau waren Kinder ebenfalls lange kein Thema, weil sie sich Ausbildung und Karriere gewidmet hat.

Zudem habe ich erst mit etwa fünfunddreißig begriffen, dass Väter und Mütter fehlbar sind, ja fehlbar sein müssen. Mit meinem Vater verbindet mich seitdem ein tiefes Band des Verstehens. Trotz der Probleme, die wir miteinander hatten, bemüht er sich ernstlich um eine gute Verbindung – heute vielleicht sogar mehr als früher –, und hat mir stets das Gefühl gegeben, dass er mich liebt und hinter mir steht. Meiner Mutter verdanke ich einen Perfektheitsanspruch, der mich in meinem Berufsleben immer weitergebracht hat, und dank ihr weiß ich, was Herzensgüte und schöpferische Selbstaufgabe sind. Entsprechend scheine ich also nicht ganz so schlecht aufgewachsen zu sein, auch wenn ich dies früher niemals zugegeben hätte.

Wie würden meine Kinder wohl aussehen? Meine Zähne sind zwar gesund, aber könnten weißer sein. Meine Augen stehen laut Aussagen einer Optikerin ziemlich eng beieinander. Ich mag mein Doppelkinn nicht, wenn ich meinen Bart abnehme. Ich weiß, dass das alles kindisch ist, aber solcherlei Nabelschau vergeht offenbar nie.

Ich stelle mir in meinen Träumen einen Sohn vor, der die gleichen dunklen braunen Augen hat wie ich (oder die blauen meiner Frau) in Kombination mit dunkel- bis mittelblondem Haar, wie es mir vergönnt ist (mit mittlerweile einigen grauen Ecken am Rand). Wahrscheinlich würde er in den Zwanzigern seine Haare verlieren, wie dies bei meinem Vater der Fall war – die Schwan'sche Glatze scheint stets eine Generation zu überspringen.

Ich bin kein Mann für Selbstmord. Okay, es kommt vor, dass ich beim Ringen mit einem Redakteur, der mich gerade zur Weißglut treibt, scherzhaft zu meiner Frau sage, dass ich jetzt ins Meer gehe, wenn wir gerade in Norwegen sind, das wir vor Jahren aus Liebe zum Wetter und der Landschaft zu unserem Zweitwohnsitz erkoren haben. Aber wegen so etwas wie Sterilität? Das Schlimmste an der Situation ist, dass sie so furchtbar real ist. Ich kann sie nicht schließen wie ein E-Mail-

oder Chat-Fenster oder an den Anrufbeantworter weiterleiten wie ein unerwünschtes Telefonat.

Es ist mein körperlicher Zustand, mein Defekt, meine Unvollkommenheit, mein Mangel. Und besonders idiotisch ist, dass ich sie jetzt erst, mit einundvierzig, erfahre – oder besser: zur Kenntnis nehme. Wie entfernt kann man vom realen Leben sein, dass man glaubt, in diesem Alter überhaupt noch Kinder bekommen zu wollen? Ich wäre fast sechzig, wenn mein erstes Kind auf die Universität ginge.

Ein Nachbar in Norwegen, ein zupackender schwedischer Tunnelbauer, hat mir gegenüber einmal angedeutet, er beneide mich darum, keine Kinder zu haben. Er selbst habe die ersten zu früh bekommen und eigentlich gegen seinen Willen, die späteren scheinen dann ein Bonus gewesen zu sein. Die Art, derart locker mit Nachwuchs umzugehen, ging mir immer ab. Und jetzt ist meine Situation im biblischen Sinn voll im Eimer. Ich gehe nicht hin und vermehre mich. Ich beende die genetische Reihe mit mir. Das mag selbstbestimmt klingen, ist aber schlicht und ergreifend evolutionsbiologisch selbstmörderisch.

Wenn ich Eltern mit Kindern auf der Straße sehe, empfinde ich in letzter Zeit eine Art Neid und eine Wut auf mich, dass mir das bislang nicht gelungen ist. Wie schwer kann es sein? Bei mir – sehr.

Es ist natürlich auch eine Form von Idealisierung, die viele von uns betreiben. Kinder dienen, das kann man in den Hipster-Kiezen Berlins, Hamburgs und Münchens leider direkt so beobachten, der Perfektionierung des Selbst, scheinen neben schickem Auto, schicker Wohnung und schickem Job das Stück vom perfekten Leben zu sein, das vielen meiner Generation noch fehlt. Es ist merkwürdig. Und wer weiß, vielleicht habe ich ja auch »Glück« gehabt. Was ist zum Beispiel, wenn das Kind nicht so »ausfällt«, wie man es sich gewünscht hat? Ich habe mal eine Forschereinschätzung gelesen, laut der rund ein Prozent aller Kinder soziopathische Züge tragen. Das ist erstaunlicherweise ungefähr – je nachdem, welche Statistik da wieder wer auch immer gefälscht hat – genauso viel, wie es Nachwuchs mit bipolaren Störungen oder Autismus gibt, auch wenn Letzterer in den Medien mittlerweile signifikant überrepräsentiert ist. Soziopathische Kinder können keine Empathie empfinden – und, was noch schlimmer ist, suchen den Nervenkitzel und lassen ihrer Wut freien Lauf. Die Vorstellung, dass ein Vierjähriger mit einem Messer neben dem Bett seiner Eltern steht, um sie abzustechen, ist in diesem Zusammenhang Realität. Klingt nach Horrorfilm, kann aber passieren und passiert, wie ich in einem US-amerikanischen Magazin gelesen habe. Oder was wäre, wenn das Kind behindert ist? In unserem Alter, wir sind beide Anfang vierzig, ist das kein zu gering einzuschätzendes Risiko.

Aber das alles sind rein oberflächliche Gedanken. Erst wenn man selbst zum Elternteil geworden ist, kann man überhaupt einschätzen, auf was man sich da eingelassen hat. Mein bester Freund Tim, etwas älter als ich, holt mich auf den Boden der Tatsachen zurück, als ich mit ihm seine Tochter abholen gehe. Es ist schön, es ist nervig, es ist – normal, meint er. Doch genau diese Normalität geht mir ab. Was soll mir das sagen?

Der Beginn meiner Reise.

Das ist es vielleicht, was ich mit diesem Buch herausfinden will. Aber es ist noch viel mehr. Es ist der Versuch, mir selbst klarzuwerden, was ich überhaupt möchte, und zu lernen, mit meinem Zustand zurechtzukommen. Auf der abenteuerlichen

Reise, zu der meine Recherche schnell werden wird, werde ich viele unterschiedliche Blickwinkel kennenlernen. Schnell wird mir klar, dass es nicht nur um meine persönliche Sterilität geht oder um das Schicksal anderer Männer, die ebenfalls betroffen sind. Ich werde ein soziales Problem kennenlernen, das dafür sorgen könnte, dass ganze Gesellschaften auseinanderbrechen.

Ich werde mir in Japan ansehen, wie sich ein aussterbendes Land anfühlt, und in Kanada, was es heißt, als Mann bald 150 Kinder gezeugt zu haben. In Israel werde ich auf einen Forscher treffen, der sich um die Zukunft der Menschheit sorgt und dabei vor allem auch ein Vater ist. In Münster lerne ich erste Ansätze kennen, mit meinem eigenen medizinischen Problem ganz konkret umzugehen. In Norwegen wird mir vorgeführt, wie eine wirklich kinderfreundliche Gesellschaft aussehen könnte, und in Berlin erfahre ich, ob eine Adoption für uns eine Alternative sein kann.

Mir schießen viele Sachen durch den Kopf. Wie kommt es, dass wir immer weniger Kinder kriegen? Was können wir dagegen tun? Wie viel sollten wir dagegen tun? Wie gehen andere Männer mit ihrer Sterilität um? Wie halten sie diesen Druck aus? Und was empfinden ihre Partner dabei? Das alles sind Fragen, auf die ich Antworten finden möchte. Auch auf die, ob man als steriler Mann noch ein »vollwertiger Mann« ist. Erwidert man hierauf mit einem Nein, hat man bereits den Grund dafür, warum wir männliche Unfruchtbarkeit so dermaßen tabuisieren. Dieses Tabu will ich aufbrechen.

Und eines noch vorab: Ich will niemandem vorschreiben, schnell ins nächste Bett zu springen und jetzt, gleich, sofort zwingend Kinder zu haben, weil es bei ihm oder ihr *geht*. Es gibt genügend Menschen, die ein Leben ohne Kinder als eine durchaus sinnvolle Existenz erachten und das auch im gesellschaftlichen Kontext für gut und okay halten. Allerdings sollte man sich aus der Perspektive einer Person, die Kinder haben kann, sich aber gegen welche entscheidet, auch mit Menschen beschäftigen, die unfruchtbar sind und das womöglich ihr Leben lang bleiben. Es könnte eine Motivation sein, Chancen zu ergreifen, die es vielleicht nur in diesem einen Leben gibt. Man soll ja schließlich nicht gelebt haben, als habe man etwas zu bereuen.

2 Lagebericht

Mein Leben, dein Leben.
Wie kommt man als Mann erst mit Ende dreißig, Anfang vierzig auf die Idee, ein Kind zeugen zu wollen? Nun, ganz so spät war ich dann doch nicht dran. Meine Eltern waren beide fünfunddreißig, als ich geboren wurde, für die Siebzigerjahre ein erstaunlich später Zeitpunkt. Bei meiner Schwester, meiner einzigen, waren sie auch nur drei Jahre jünger.

Wir haben uns also, nachdem wir mit dreißig (ich) beziehungsweise neunundzwanzig (meine Frau) geheiratet hatten, zunächst etwas Zeit gelassen. So macht man das heute ja gerne. Wir waren jung, hatten ein ausreichend schönes Leben, mochten unsere Freiheit, mussten uns einrichten in der Hauptstadt, in der weiteren Familie und im Zusammensein an sich. Es gab genug zu tun, daneben interessante Reisen, etwas später kam der Hund dazu, der unser Bedürfnis nach Verantwortung für ein drittes Lebewesen anfangs mehr als ausreichend deckte.

Dabei blieb mir immer diese Zahl Fünfunddreißig im Kopf, mit der ich spätestens Kinder haben wollte, weil das bei mir in der Familie doch ganz gut geklappt hatte. Es ist ein spätes Alter, Kinder zu bekommen, wie ich heute finde, aber eben kein wirklich *zu spätes*.

Das wird einem auch klar, wenn man den Geburtsanzeiger in einer der großen Berliner Tageszeitungen durchgeht. Sind die Frauen deutscher Herkunft, ist ein Alter von fünfunddreißig plus fast der Normalfall. Doch wie das Leben so spielt: Selbst mit der Fünfunddreißig wurde es bei uns nichts. Es kam nicht dazu. Weder wurden wir auf zufälligem Wege schwanger (passiert ja manchmal, selbst wenn man verhütet), noch nach ersten »richtigen« Versuchen. Zumal wir uns beide immer noch nicht so klar waren, ob wir wirklich wollten, dass sich unser in vergleichsweise ruhigen Bahnen verlaufendes Leben verändert.

※

Einen Plan hatte ich in meinem Kopf jedoch bereits entwickelt. Ich hätte mein Kind vermutlich in Norwegen aufwachsen lassen, damit es die Natur, das Meer und den Wind stets im Herzen trägt. Es wäre sicherlich auch oft genug mit der Großstadt (also mit Berlin) konfrontiert worden. Doch die Chance, in einer Eigenheimidylle groß zu werden, wollte ich ihm nicht nehmen.

Das hatte ich als Akademikerkind selbst erlebt, das war gut und kindgerecht. So sind die notwendigen Freiheitsgrade erlernbar, und man entwickelt eine starke Persönlichkeit.

Meine Frau gehört nicht zu jenen Angehörigen ihres Geschlechts, die ständig das Gefühl haben, dass bei ihnen die innere Uhr tickt, was den Nachwuchs betrifft. Sie mag und liebt Kinder, und es wird ihr warm ums Herz, wenn sie welche sieht. Aber sie hätte mich niemals verlassen, wenn ich gar keine Kinder gewollt hätte.

Daher gab es von ihrer Seite auch keinen Druck, wir wollten uns beide nicht stressen, das Berufsleben war schon anstrengend genug. So gingen die Jahre ins Land. Meine Dreißiger kommen mir jetzt noch vor wie im Zeitraffer. In Sachen Familiengründung tat sich zunächst nichts. Bis wir dann doch wollten – und nicht konnten. Dann kam jener schicksalhafte Tag im Dezember 2016, als mir ein netter und freundlicher Arzt möglichst nett und freundlich zu erklären versuchte, dass in meinem verdammten Ejakulat kein verdammtes Sperma enthalten ist. Warum und weshalb? So genau konnten mir das die Ärzte bisher nicht sagen. Manchmal ist dieser Zustand schlicht vererbt.

Die ultimative Verantwortung.
Als ich einem Bekannten, der selbst mehrere Kinder hat, von meiner Sterilität erzähle, reagiert er anders, als ich das erwartet hätte. Er sagt: »Das ist schlimm, aber sei auch froh.« Er erzählt vom Stress mit seiner Frau, vom Ärger mit den Kindern in Kindergarten oder Schule, von einem Leben, das augenscheinlich nicht beneidenswert ist. Er hat diesen müden Blick eines echten Erwachsenen in den Augen, der auch Elternteil ist. Einen Blick, den ich bei Kollegen bis zu diesem Zeitpunkt gerne ignoriert, ja manchmal leider entnervt wahrgenommen hatte, weil er dann faktisch bedeutete, dass ich vermutlich mehr arbeiten musste. Schließlich hatte ich keine Kinder.

Aber ich habe ja auch keine Ahnung. Ich habe nie eine Nacht mitgemacht, in der das Kind krank im Bett liegt und man zitternd immer und immer wieder übers Handy versucht, den Kinderarzt zu erreichen und sich aufgrund des steigenden Fiebers dabei ertappt, die Nummer des Notrufs ins Display zu tippen, weil jetzt endlich etwas passieren muss.

Ich habe nie erlebt, wie es sich anfühlt, wenn das Kind sich auf dem Spielplatz sein Knie aufschlägt, für seinen kleinen Körper nicht zu ertragende Schmerzen erleidet und nach dem beruhigenden Blick eines Elternteils sucht, der sofort alles so viel besser macht.

Ich habe keine Nächte durchgemacht, in denen das Baby nicht einschläft, obwohl ich am nächsten Morgen dringend um Punkt 6:30 Uhr an die Arbeit muss. Ich habe nie mit einem Kind am Esstisch gesessen und versucht, es dazu zu motivieren, endlich einen Bissen des dämlichen Gemüses herunterzubekommen, wobei kein Flehen und Bitten und Betteln hilft. Ich habe nie einen Kindergeburtstag organisiert, Hilfe beim ersten Liebeskummer geleistet (mein Sohn wäre bereits in der ersten Schulklasse seiner ersten großen Liebe aus der 2a verfallen, da bin ich mir sicher), kaltschnäuzige Kindergärtnerinnen ausgeschimpft oder versucht, dem Kind beizubringen, was gut und gerecht ist in dieser Welt.

All das ist für mich die ultimative Verantwortung eines Menschen, das Einzige, was von ihm bleibt, wenn er stirbt. Im Judentum sagt man, dass jeder, der ein Kind bekommt, diesem Planeten eine neue Seele hinzufügt, die ein Wesen ist, das eine ganz neue Welt erschaffen kann. »Seid fruchtbar und mehret euch!«, das ist damit gemeint.

Und es stimmt: Wir alle sind Kinder unserer Mütter und Väter. Hätten sie sich nicht dazu entschlossen, eines Tages miteinander ins Bett zu hüpfen, wir wären nicht auf der Welt, wir wären keine neue Welt. Entsprechend sorgt meine Sterilität auch dafür, dass mit mir eine Linie unterbrochen wird. Das erfüllt mich mit tiefer Traurigkeit, selbst wenn ich mich (meistens) für nichts Besonderes halte. Aber die Mischung aus mir und meiner Frau hätte ich dann doch einmal gerne gesehen. Es wäre sicherlich eine sehr schöne geworden. Und sicherlich einzigartig.

Neid und Missgunst.
Wann ist es passiert, dass wir in einer Gesellschaft leben, in der kinderlose Menschen beneidet werden, wie das mein erwähnter Bekannter, der Familienvater, zu tun scheint? Auch andere Menschen, mit denen ich Umgang habe, räumen diesen Umstand ein. Wie haben wir einen Zustand geschaffen, in dem Kinder gleichzeitig enorm viel Arbeit, Selbstverwirklichung, Stress, hohe Geldsummen und Lebenszeit zu kosten scheinen, anstatt einen Selbstzweck zu erfüllen, der darin besteht, überhaupt erst einmal in diesem Universum zu existieren?

In vielen sozialen Systemen, die nicht unseren modernen westlichen Vorstellungen entsprechen, ist Kinderreichtum ein Signal für Prosperität. Tatsächlich ist das auch bei gesellschaftlich hochrangig angesiedelten Menschen in Deutschland noch immer so, nicht nur wegen der Notwendigkeit vernünftiger, leiblicher Erben, sondern auch als Zeichen nach außen. Diese Familie hat eine ganz, ganz lange Zukunft vor sich, wird damit brüllend signalisiert, es gibt von uns einfach zu viele!

Man schaue sich nur zum Beispiel unsere derzeitige Präsidentin der Europäischen Kommission Ursula Gertrud von der Leyen, geborene Albrecht, an. Sie ist quasi adelig von zwei Seiten her – politisch durch ihren Vater, den ehemaligen niedersächsischen Ministerpräsidenten Ernst Albrecht, genealogisch-hochherrschaftlich durch die Einheirat in das Krefelder Seidenwebergeschlecht Von der Leyen. Sie hat sage und schreibe sieben (!) Kinder geboren. Darunter waren zwar auch Zwillinge, aber mein Gott, das verlangt schon rein physiologisch Respekt.

Wie das praktisch familiär funktioniert, will und kann man sich kaum ausmalen. Aber es geht, funktioniert und ist Alltag. Mittlerweile ist von der Leyen einundsechzig, und alle sind aus dem Gröbsten raus, auf dass die Frau noch mal mächtig durchstarten kann.

Hat eine Doreen Z. aus Berlin-Marzahn hingegen mit fünfundzwanzig vier, fünf, gar sechs Kinder, würde man sie im Deutschland des Jahres 2019 ins Lager der aus dem gesellschaftlichen Konsens Gefallenen einsortieren. US-Amerikaner nennen das »White Trash«, wir, weniger poetisch, »asozial«.

Dabei ist es letztlich Doreen, die unseren Sozialstaat am Leben hält, und sei es nur, dass ihr Sohn Mirko Z. dafür sorgt, dass das deutsche Rentensystem nicht gleich übermorgen krachend in sich zusammenfällt – wegen seines Jobs als Polier auf der Baustelle des auch 2030 natürlich noch nicht fertiggestellten Berliner Zentralflughafens BER.

Doreen hat tagtäglich viel zu tun – gut, die Kinder versorgen sich mittlerweile bis auf die ganz Kleinen fast von selbst, aber bis es dazu gekommen ist, war es anstrengend – und sie übernimmt eine wichtige gesellschaftliche Aufgabe. Sie tut das vermutlich zwar mit staatlicher Unterstützung, aber keineswegs auf Staatskosten. Dieser Staat – also wir alle – wird Gewinn mit Doreen machen.

Mein Leben sieht hingegen so aus: Ich erfreue mich weitestgehend an diesem, ohne mich auch nur einen Deut um Deutschlands rententechnische Zukunft zu scheren. Ich interessiere mich, wenn überhaupt, nur für meine eigene. Das ist schon recht egoistisch und etwas misslich, wenn ich einmal länger darüber nachdenke.

Und der Gewinner ist ...

Vielleicht bin ich schlicht im falschen Lager und habe nicht die richtige ideologische Verbrämung für meine Sterilität. Hier ist echte Hardcore-Philosophie vonnöten.

Es gibt da beispielsweise die sogenannten Antinatalisten, Menschen also, die meinen, auf diesem Planeten existierten sowieso bereits viel zu viele Organismen der Spezies Homo sapiens. Und überhaupt sei es auch aus Umweltschutzgründen ethisch-philosophisch anzuraten, seine Gen-Linie hier und jetzt zu beenden. Kinder sollten besser nicht geboren werden, selbst wenn es ginge. Antinatalisten gewinnen also sozusagen freiwillig und jeden Tag den Darwin Award für die beste Idee, sich aus der Evolution zu katapultieren.

»Ein kompliziertes Wort für eine unkomplizierte Lebenshaltung: absichtlich ohne eigene Kinder zu leben, sich also bewusst nicht zu vermehren«, schreibt dazu *Welt*-Autor Dirk Schümer, der sich selbst als Teil dieser Bewegung zu sehen scheint. Ergo: Er findet laut eigenen Angaben kleine Kinder zwar »wundervoll«, jedoch »nur für die Minuten, die ich mit ihnen herumalbere«. Das ist eine Haltung, die man vielleicht nachvollziehen kann, wenn man einmal einen Atlantikflug neben einem schreienden Baby verbracht hat.

Mir fielen die Antinatalisten aufgrund einer krawallig vermarkteten Klappenbroschur auf, verfasst von der Gymnasiallehrerin Verena Brunschweiger. *Kinderfrei statt kinderlos* heißt das Buch und soll, so steht es zumindest auf dem Titelblatt, ein »Manifest« sein. Deutschland brauche, so Frau Brunschweiger, »eine echte Frauenpolitik, keine unreflektierte pronatalistische Bevölkerungspolitik«. Dieser Satz ist insofern lachhaft, als dass wir in Deutschland deutlich unter der Erhaltungsquote von 2,1 Kindern pro gebärfähiger Frau liegen und Familien- und Kinderkriegefreundlichkeit vonseiten der Politik zwar in Sonntagsreden beschworen, aber in den seltensten Fällen auch praktisch umgesetzt wird. In Berlin sorgte das beispielsweise dafür, dass Väter und Mütter zur Einführung des Elterngelds aufgrund überlasteter Behörden hochverzinsliche Kredite aufnehmen mussten, weil der Staat einfach nicht in der Lage war, ihren Antrag rechtzeitig zu bewilligen und ihnen das geschuldete Geld zu überweisen.

Die Antinatalistin Brunschweiger sorgte insbesondere mit der Aussage für Furore, dass, wer die Welt retten wolle – und hier insbesondere das Klima –, keine Kinder haben dürfe. »Schon 2007 bin ich auf einen Artikel einer New Yorker Autorin gestoßen, in dem es heißt: ›Kein Kind wegen der Umwelt.‹ Das fand ich cool«, so die Gymnasiallehrerin zur Redaktion der *Hessischen/Niedersächsischen Allgemeine*. Es gehe um den »Kampf für ein längeres Existieren dieser Erde, samt der Tiere, Pflanzen und Menschen, die sich schon darauf befinden«. Und das sei das »nobelste Engagement«, e-mailte Brunschweiger dem *Focus*.

Klingt daneben? Schauen wir mal in die Literatur. Laut Berechnungen der University of British Columbia (UBC) im kanadischen Vancouver entstehen durch ein Kind in den Industrieländern im Jahr rund 58,6 Tonnen CO_2 in der Atmosphäre zusätzlich. Das gilt es einzusparen, glaubt Brunschweiger. Denn: Fährt man ein Jahr lang nicht mit dem Auto, sind nur 2,4 Tonnen Kohlendioxid nicht ausgestoßen worden.

Im Umkehrschluss könnte ich als steriler Mann, der erst mal nur ein Kind bekommen wollte, also eigentlich mit knapp vierundzwanzig Autos gleichzeitig herumgondeln. Damit hätte ich auch nur ein Siebtel des Klimagases ausgestoßen, als dies Ursula von der Leyens Kinderschar Jahr für Jahr tut. Donnerlittchen. Oder, um es mit dem *Zeit*-Autor Tobias Haberkorn zu sagen, der sich kürzlich mit dem Antinatalisten Théophile de Giraud beschäftigt hat: »Wer nicht geboren wird, hat keine Probleme.«

Das Problem ist, dass mein persönlicher Drang, mich zu vermehren, weiterhin überwiegt. Er ist immer mal wieder aus meinen Gedanken verschwunden, taucht dann aber mit Macht erneut auf. Ich verwette mein ganzes Hab und Gut, dass ich, sollte ich noch einmal überraschenderweise Kinder bekommen, ein typischer gestresster Vater wäre. Ich hätte Angst um mein Kind in dieser furchtbar merkwürdigen, mit allerlei idiotischem Digitalkram vollgepackten Gegenwart. Ich hätte Angst vor Umweltzerstörungen, die das Kind erwarten könnten, vor sozialen Auswüchsen, Krieg und Diktatur. Aber das wäre es alles wert, wie der Rabbiner und Gelehrte Mosche ben Maimon, genannt Maimonides, im 12. Jahrhundert im arabisch besetzten Spanien schrieb: Das Potenzial einer Person ist unendlich, und unendlich ist auch die Fähigkeit, mit all diesen Situationen umzugehen. »Das Risiko einer falschen Entscheidung ist dem Terror der Unentschlossenheit vorzuziehen«, soll von Maimonides überliefert sein. Da pfeif ich auf die 58,6 Tonnen CO_2. Man hört ja auch nicht mit dem Bauen von Häusern auf, nur weil die Zementproduktion einer der größten Erzeuger von Klimagas überhaupt ist.

Während ich diese Zeilen schreibe, kommt unser Hund freundlich wedelnd um die Zimmerecke gebogen und fängt an mich anzubellen. Er will offenbar um diese nachtschlafende Zeit noch einmal kurz raus, um sich zu erleichtern. Ich erfülle ihm diesen Wunsch und frage mich beim Runtergehen, wie viel CO_2 ein Vierbeiner wohl im Jahr so ausstößt.

3 Azoospermie

Begrifflichkeiten.
Einige Wochen später erfahre ich, wie mein Zustand überhaupt heißt. Der medizinische Begriff ist Azoospermie. Der Ausdruck kommt aus dem Altgriechischen und bedeutet laut Duden: »Das Fehlen von beweglichen Spermien in der Samenflüssigkeit.«

Azoospermie kann aber auch heißen, dass *keinerlei* nachweisbare Samenzellen im Ejakulat vorhanden sind, wie das bei mir der Fall ist. Dann gibt es auch noch die sogenannte Asthenozoospermie. Dabei sind Spermien zwar in womöglich ausreichendem Maße vorhanden, aber sie bewegen sich nicht genug. Das ist für die Befruchtung ganz schlecht. Laut Angaben der urologischen Gesellschaft der Vereinigten Staaten (American Urological Association, mit der für deutsche Ohren wunderbaren Abkürzung AUA), die sich wiederum auf Zahlen von 1982 bezieht, sind ungefähr ein Prozent der Männer in der Bevölkerung von Azoospermie betroffen. Toll, ein kleiner Lottogewinn!

Ich lese von Fällen, in denen Männer einmal keine nachweisbaren Spermien im Ejakulat hatten, dann aber, nach einer neuen Untersuchung, plötzlich doch. »Vor vier Wochen hatte ich hier schon mal gepostet, da ich total geschockt vom Spermiogramm meines Mannes war, da man keine Spermien gefunden hatte (laut telefonischer Aussage des Arztes)«, schreibt etwa eine Nutzerin beim Familienportal »Urbia«. (Warum sprechen da eigentlich meistens nur die Frauen, wieso haben Männer noch immer das Gefühl, nicht frei über Sterilität reden zu können?) »Heute hatte mein Mann einen Termin beim Arzt für ein zweites Spermiogramm. Es stellte sich heraus, dass der Arzt ihm das Spermiogramm noch mal persönlich erläutern und ihm die Papiere mitgeben wollte. Und plötzlich hieß es, achtzehn Millionen Spermien und die restlichen Werte im Rahmen.« Achtzehn Millionen ist zwar unter dem Referenzwert der Weltgesundheitsorganisation (WHO) von minimal neununddreißig Millionen, aber mein Gott, was für ein Glück. Mit ausreichend Versuchen steht bei diesem Paar einer natürlichen Schwangerschaft nichts im Wege.

Die nächsten Monate über kämpfe ich und versuche, meine Hoden zur Arbeit zu bewegen. Ich nehme ab. Denn Fruchtbarkeit beim Mann und Körpergewicht hängen zusammen. Ich mache Sport und schaffe wieder einen Halbmarathon, ohne dass es mir unterwegs die Schuhe auszieht (das letzte Mal ist zwanzig Jahre her). Ich kann mein Blutdruckmittel, das einzige Medikament, das ich neben Vitamin-D- und Omega-3-Kapseln – vulgo Fischtran – schlucke, weglassen. Mein Arzt ist hochzufrieden mit mir.

Schließlich vereinbare ich mit zittriger Stimme einen neuen Termin im Kinderwunschzentrum. Bitte noch mal Sperma abgeben, bitte ein neues Spermiogramm! Doch es hilft nichts. Das Resultat ist immer noch null, keine Spermien da. An der Diagnose ändert sich nichts.

Der Sinn des Lebens.
Um eine Idee davon zu bekommen, was mich da befallen hat, suche ich nach Wissenschaftlern, die sich mit meiner Problematik auskennen. Ich stoße auf Dr. Renee Reijo Pera, Forschungsvizepräsidentin an der Montana State University in Bozeman (inzwischen ist sie an der California Polytechnic State University tätig). Sie ist eine renommierte Stammzellbiologin und hat unter anderem eines der ersten Gene entdeckt, das für die Entwicklung menschlicher Keimzellen verantwortlich ist. Pera arbeitet seit Langem forschend mit dem Urologen Michael Eisenberg zusammen. Eisenberg hat an der Stanford University School of Medicine in Kalifornien das International Azoospermia Center gegründet. Es gilt als eine der bekanntesten Institutionen zum Thema weltweit, die jedoch kein eigenes Gebäude besitzt. Eisenberg holt sich stets Kollegen aus anderen Disziplinen von Stanford Health Care hinzu. Warum das alles so klein zu sein scheint, erfahre ich erst später.

Ich erreiche Pera schließlich am Telefon, nachdem ihre freundliche Assistentin unseren Interviewtermin zwei- oder dreimal verschieben musste, denn in Montana geht offenbar gerade eine Grippewelle um, die die Forscherin zwischenzeitlich voll erwischt hat. Die Zeitverschiebung sorgt dafür, dass ich Pera erst am Abend anrufen kann.

Unser Gespräch wird mir lange in Erinnerung bleiben.

Pera hatte, als sie noch sehr jung war, Eierstockkrebs. Sie kann selbst keine Kinder bekommen, was sie ungemein empathisch macht für Menschen wie mich. Uns scheint ein unsichtbares Band durch die Skype-Leitung zu verbinden. »Ich konnte die Kinderlosigkeit viele, viele Jahre lang nicht verarbeiten«, sagt sie. Doch dann sei es ihr irgendwann gelungen: »Ich habe es verarbeitet.« Es gibt einen Prozess, und es gibt eine Zeit, in der es den Betroffenen gelingen muss, mit ihrem Schicksal umzugehen, sagt sie. Selbst die Profis im Gesundheitsbereich wüssten nicht, wie sie mit Sterilität umgehen sollten, schließlich seien unfruchtbare Menschen doch äußerlich »okay«. »Aber es gibt etwas, was sie verloren haben. Jemand ist gestorben«, stimmt sie mir zu. »Die Hoffnung, Nachkommen zu haben, ist gestorben. Das ist weg. Diese Leute müssen sich nach einem neuen Lebenszweck umsehen.«

Das klingt hart, entspricht aber genau meiner persönlichen Lebensrealität, wenn ich den Gedanken denn einmal an mich heranlasse und jedes schöne »Ich kann doch machen, was ich will!«-Gefühl auf den Müllhaufen der Beliebigkeit werfe.

Meine Augen füllen sich mit Tränen, während ich das hier tippe, während der goldene Sand meiner Sanduhr, die mich zum Schreiben und vor allem dem Dranbleiben an selbigem motivieren soll, unerbittlich nach unten rinnt. Was ist mein Lebenszweck, wenn ich keine Kinder habe? Wozu bin ich auf diesem Planeten? Ist es einfach nur sinnlos?

Pera glaubt, dass dieses Buch hier einer der Zwecke sein könnte. »Jemand, der fünf Kinder hat, würde es nicht schreiben.« Das ist nobel von ihr und nett gemeint. Aber wird es damit gelingen, Betroffenen wirklich zu helfen, ihnen eine Stimme zu geben? Oder bleibt die Problematik so furchtbar verdeckt, wie sie es anscheinend ist, in Wissenschaft, Psychologie und im gesellschaftlichen Umgang?

꙳

Als Genetikerin, die sich seit Langem mit Fruchtbarkeit beschäftigt, erlebt Pera das, was mir auch schon aufgefallen ist. »Ich werde häufig gebeten, mit verschiedenen Leuten zu reden. Was mir im Bereich der männlichen Unfruchtbarkeit auffällt, ist die Tatsache, dass mich fast immer eine Frau anruft. Sie will dann über ihren Ehemann reden, ihren Bruder oder ihren Sohn. Es ist nicht der Mann, der anruft.« Den Männern sei es peinlich. »Ich weiß nicht, ob es daran liegt, dass ich eine Frau bin und sie besser mit anderen Männern reden würden, aber es ist immer so, dass jemand anderes anruft.« Manchmal könne sie die Männer sogar im Hintergrund hören, wie sie ihrer Frau Fragen diktierten. »Sie wollen nicht direkt mit mir reden.«

Es erstaune sie, dass sich an dieser Entwicklung in den vergangenen Jahren nichts geändert habe. »Das hat nicht abgenommen.« Die Gesellschaft sei zwar offener geworden, es existierten immer mehr soziale Medien und mehr Akzeptanz im Allgemeinen, doch eine Veränderung sei in diesem Bereich nicht feststellbar. »Es hat sich nichts getan. Und ich bin seit dreißig Jahren in diesem Feld tätig.«

Mich schockt diese fehlende Offenheit, auch wenn ich sie zu hundert Prozent nachvollziehen kann. Doch wenn wir nicht anfangen über das Thema zu reden, könnte das enorme gesellschaftliche Konsequenzen haben. Sterilität ist nämlich eine Entwicklung, die mehr und mehr Männer betrifft. Die Spermienkonzentration nimmt in den westlichen Ländern erstaunlich rapide ab, ohne dass irgendjemand eine vernünftige Erklärung dafür hätte. Aus einem sehr persönlichen Problem wird damit eines, das die Grundfesten von Nationen durchschütteln kann. Überbevölkerung? Schlimm. Das Ende der Menschheit? Schlimmer.

Es drängt nicht.
Pera hat das Gefühl, dass es der ganzen Debatte noch an Dringlichkeit fehlt. Bei männlicher Sterilität kommt oft das Thema Samenspende aufs Tablett. Für meine Frau und mich war das niemals eine Option, weil wir stets eigene biologische Kinder wollten – und ich kann mir vorstellen, dass das für viele Männer gilt. Es gebe, sagt Pera, in der Forschung das Gefühl, dass die Probleme aufseiten der Frau viel wichtiger seien. »Aber man muss sich klarmachen, wenn es kein gutes Sperma gibt, hat man kein Embryo und damit auch kein Baby.« Die Leute rezipieren zwar, dass gesundes Sperma wichtig ist, »aber eben nicht, wie wichtig«.

In vielen medizinischen Bereichen dreht sich fast alles um den Mann. Es gibt Studien, die nur an männlichen Versuchstieren durchgeführt werden, obwohl die weibliche Physiologie sich in vielen Bereichen von der des Mannes unterscheidet. Frauen leiden darunter, dass es eine Art fehlenden Feminismus in der Gesundheitsversorgung zu geben scheint. Einer der wenigen Bereiche, in denen dies jedoch nicht der Fall ist, ist die Fortpflanzungsmedizin. Hier wird scheinbar erst im Nachgang an den Mann gedacht.

Es ist ja auch sehr verlockend: Sein Ejakulat, in die Scheide eingeführt zum richtigen Zeitpunkt, löst bei einer gesunden Frau eine Schwangerschaft aus. Man kann es einfrieren, wieder hervorholen oder es sich aus Samenbanken besorgen, für die es bunte Kataloge gibt, in denen steht, was der Ejakulat-Abgeber alles draufhat.

Zeugungsfähiges Sperma ist scheinbar unendlich und unbegrenzt verfügbar, und es reicht eine einzige Samenzelle aus, um das Ei der Frau zu befruchten. Wir scheinen hier einfach alles durchdacht zu haben. Warum also wissenschaftliche Ressourcen an den Mann und seinen Hodensack verschwenden, wo doch die Schwangerschaft beziehungsweise überhaupt das Schwangerwerden an sich ein so viel komplexeres Geschäft ist?

Hinzu kommt, dass hundert Prozent aller Frauen eines Tages unfruchtbar sein werden. Das ist ein biologisches Faktum, wenn das Klimakterium, also die Wechseljahre, erreicht ist. Den Prozess aufzuhalten oder besser mit ihm umzugehen ist auch viele medizinische Ressourcen wert. Die Zielgruppe ist groß. Beim Mann sind, schätzt Pera, hingegen nur fünf bis sieben Prozent mit Zeugungsfähigkeitsproblemen beschäftigt. Ist es da nicht logisch, Prioritäten zu setzen?

Pera sieht das anders. Sie hofft, dass die betroffenen Männer aus dem Schatten treten. »Es ist normal, dass ein Teil der menschlichen Population unfruchtbar ist. Das müssen wir verstehen und einfach auch erwähnen können.« Die Traurigkeit, die Betroffene auf ihren Schultern tragen, sei so greifbar. »Sie wissen nicht, wo sie hingehen sollen.« Fast jede Geschichte, die über Unfruchtbarkeit geschrieben wurde, ende mit einem Happy End: »Da hat dann jemand ein Kind.« Aber dieses Happy End kommt eben nicht immer.

Weiterhin wissen wir schlicht noch viel zu wenig. Das fängt schon damit an, den Zeitpunkt des Beginns einer Unfruchtbarkeit festzustellen. Wir tappen hier allgemeingesellschaftlich völlig im Dunkeln, denn die Problematik wird uns allen immer erst dann bewusst, wenn es zu spät ist. Es gibt keine Fruchtbarkeitstests, die standardmäßig bei Jungen mit Erreichen der Pubertät durchgeführt würden. Tatsächlich sehen Männer einen Urologen oder Andrologen – also einen Fortpflanzungsspezialisten – nur dann, wenn sie erkrankt sind. Es gibt keinen »Männerarzt«, den man routinemäßig besucht, wie dies Frauen mit ihrem Gynäkologen tun.

Sind Kinder an Krebs erkrankt, erhofft sich Pera einen

sensibleren Umgang mit potenzieller Unfruchtbarkeit durch Bestrahlungstherapien. In vielen Fällen werde nicht darüber aufgeklärt, dass diese in bis zu 50 Prozent der Fälle drohe. »Die Eltern wissen dann nicht, dass ihre Kinder steril werden.«

Mein Gespräch mit Pera endet mit einem Appell ihrerseits. Sterilität beim Mann müsse zu einer normalen Erkrankung werden, über die offen geredet wird. Erst dann komme es zur notwendigen Nachfrage im Gesundheitssystem und zu echten Behandlungsansätzen. Und außerdem brauche es eine Nachfrage nach Wissen. »Dann könnten wir Lösungen finden, die eine große Zahl von Menschen abdeckt.«

Pera betont, wie wenig wir derzeit überhaupt im Zusammenhang mit männlicher Sterilität verstehen. Sollte jemand bei mir eine Biopsie durchführen und mir sagen, in meinen Hoden existierten keinerlei Zellen zur Spermatogenese, also der Erzeugung der eigentlichen Spermien, wäre diese Aussage also mit äußerster Vorsicht zu genießen. »Da geht wahrscheinlich viel mehr vor sich, als wir identifizieren können.« Es fehlt wissenschaftlich an allen Ecken und Enden, an Biomarkern, beispielsweise, mit denen man vergleichsweise einfach feststellen könnte, was biologisch wirklich passiert. Mit jedem Wort Peras zeigt sich, dass das letzte Wort zum Thema noch nicht gesprochen ist.

Die potenzielle Lösung für mein Problem hat einen noch schöneren Namen als Azoospermie. Er lautet TESE, was für testikuläre Spermienextraktion steht. Die Idee dabei ist so einfach wie – zumindest nach dem ersten Hören – brutal. Sind im Ejakulat keine Samenzellen vorhanden, sind vielleicht welche im Hoden, die direkt entnommen werden könnten. Dazu werden unter Narkose kleine Teile des Gehänges chirurgisch herausgeschnitten – in der Hoffnung, genau die Stelle zu treffen, in der sich Spermien befinden. Alternativ dazu gibt es noch eine genauere Methode, die M-TESE, also eine mikrochirurgische TESE, bei der der gesamte Hoden aufgeschnitten wird, um mittels Mikroskop möglichst die Bereiche aufzufinden, bei denen sich eine Extraktion lohnen würde.

Hinzu kommt ein weiteres Problem: Die (hoffentlich erfolgreiche) Entnahme allein reicht nicht. Eine TESE ist stets mit einer Befruchtung im Reagenzglas verbunden, die für Frauen enorm belastend sein kann. Es ist nicht einfach möglich, ein chirurgisch gewonnenes Spermium in die Scheide einzuspritzen, man macht das schön im Labor mit vorheriger Entnahme der Eizelle(n) bei der Frau. All das verringert die Chancen auf eine erfolgreiche Schwangerschaft weiter, insbesondere dann, wenn die Frau nicht mehr Mitte zwanzig ist. Für mich selbst habe ich zu diesem Zeitpunkt noch keine Entscheidung getroffen, ob ich mir an den Sack gehen lasse oder nicht.

Ich verabschiede mich am Telefon von Dr. Renee Reijo Pera und sage ihr, dass sie mir sehr geholfen hat. Sollte ich eines Tages nach Montana kommen, werde ich sie sicher besuchen. Tatsächlich bin ich auf einer meiner Recherchereisen für dieses Buch, die mich nach Kanada führt, an einer Stelle nur gut 700 Kilometer mit dem Auto von ihr entfernt. Leider bleibt mir nicht genügend Zeit für diese Reise zu Pera. Ich hätte sie gerne umarmt.

4 Das Weltproblem

Vom Kleinen ins Große.
Meine Sterilität ist in erster Linie mein Problem. Doch wenn ich nur der einzige Mensch auf diesem Planeten wäre, der damit konfrontiert ist, käme es mir nie in den Sinn, darüber zu schreiben. So viel Geltungsdrang will nicht einmal der eingebildete Welterklärungsjournalist in mir aufweisen, der, wenn ich nicht aufpasse, manchmal in einigen meiner blödesten Texte hindurchschimmert.

Schätzungsweise ein Prozent aller Männer sind von Azoospermie betroffen. Es gibt aber neben dieser und der Asthenozoospermie noch eine ganze Reihe anderer Krankheitsbilder, die Männer unfruchtbar machen, sodass man davon ausgehen kann, dass rund sieben Prozent aller Männer im reproduktionsfähigen Alter keine Kinder zeugen können, wie Csilla Gabriella Krausz von der Università degli Studi di Firenze in einer Studie von 2011 berichtet.

Das Erschreckende daran ist, dass in 50 Prozent aller Fälle eine sogenannte idiopathische Infertilität vorliegt. Dabei handelt es sich um eine Unfruchtbarkeit, bei der man die Ursache nicht kennt.

Auch Fortschritte in der Gentechnik und hier insbesondere bei der Entschlüsselung des menschlichen Genoms haben bislang nicht dazu beigetragen, dass diese – man kann es nicht anders nennen, auch wenn der Begriff leidlich schief klingt – *Dunkelziffer* heruntergegangen wäre. Betroffene leiden, und Ärzte können ihnen nicht einmal eine vernünftige Diagnose stellen. Man kennt nur das Symptom, die Kinderlosigkeit, bei der es vermutlich ein Leben lang bleiben wird. Um die wahren Gründe von Sterilität festzustellen, müsste die Gesellschaft signifikant mehr Forschungsgelder in die Hand nehmen. Es ist kaum nachzuvollziehen, in was alles investiert wird, während ein Forschungsfeld, in dem es um ein Problem geht, das das Potenzial hat, zur größten Bedrohung der Zukunft der Menschheit zu werden, praktisch brachliegt. Wir sprechen gerne von Überbevölkerung und den damit verbundenen Gefahren. In westlichen Ländern hat sich der Trend dagegen komplett umgedreht. Die Bevölkerung schrumpft, glasklar. Es ist davon auszugehen, dass sich das in den Schwellenländern mit jeder auch noch so kleinen Verbesserung des Human Development Index (HDI, Index der menschlichen Entwicklung) ebenfalls abzeichnen wird.

Bei mir ist es jedenfalls ganz ähnlich, was die (Nicht-)Datenlage betrifft. Ich weiß, dass ich unter Azoospermie leide. Wie es zu diesem Zustand kam, dazu konnte mir zu diesem Zeitpunkt aber noch kein Arzt und keine Ärztin etwas sagen. Womöglich war ich immer steril, und es handelt sich um Vererbung. Vielleicht ist mit meinem Körper zwischenzeitlich aber auch irgendwas geschehen, das die Sterilität ausgelöst hat. Das weiß niemand, und es macht mich, das muss ich zugeben, zunehmend rasend und verzweifelt.

Meine genetische Ausstattung scheint jedenfalls normal zu sein. Zumindest ist das das Ergebnis der Testmethoden, die ich habe durchführen lassen. Ebenso bin ich kein Zwitterwesen, dem vielleicht die physische Ausstattung fehlt, um sich adäquat zu vermehren. Was komisch klingen mag, kommt in der Praxis häufiger vor, als man annehmen möchte. Sterile Männer lernen dann, als sie versuchen, Kinder zu zeugen, dass sie genetisch eigentlich gar keine – oder nur unvollständige – Männer sind.

Unfruchtbarkeit beim Mann ist – ganz egal in welcher Variante – ein Problem, das immer stärker um sich greift. Es dürfte in den kommenden Jahren mehr und mehr zum medizinischen Alltag werden, ohne dass wir über die medizinischen Ursachen Bescheid wissen. Es wird uns auf die Füße fallen, wenn irgendwann eine Mehrzahl der Männer plötzlich auf natürliche Weise keine Kinder mehr zeugen kann und wir nur hoffen können, dass wir dann technisch in der Lage sind, dies medizinisch mit neuen Verfahren zu kompensieren. Wie die aussehen werden, weiß noch kein Mensch.

✼

Dass der Gehalt an Samenzellen im Ejakulat der Männer in den Industrienationen seit Jahrzehnten abnimmt, ist in der Medizin allgemein bekannt. Das wiederum reduziert die natürliche Zeugungsfähigkeit eines Mannes womöglich so signifikant, dass medizinische Eingriffe – wie etwa die Extraktion einzelner Spermien aus dem Hoden – notwendig werden, um die Befruchtung dann im Reagenzglas durchführen zu können.

Lange war unklar, wie stark die Spermienanzahl, der Sperm Count, in der westlichen Welt überhaupt abgenommen hat. Es fehlte an relevanten Daten, weil Fruchtbarkeit beim Mann keines der Vitalzeichen ist, die wir regelmäßig in unseren medizinischen Datenbanken erfassen. (Warum das so ist, konnte mir bislang niemand vernünftig erklären. Die schlechte Datenlage ist hausgemacht, was die meisten westlichen Länder betrifft.)

Daher musste zunächst eine Krücke her: eine Metastudie. Dabei handelt es sich um eine Untersuchung, die sich wiederum der Daten anderer Studien – und dabei möglichst vieler und guter – bedient und diese statistisch so auswertet, dass allgemeingültige Rückschlüsse gezogen werden können.

Ein Forscherteam an der Hadassah Braun School of Public Health der Hebrew University in der israelischen Hauptstadt Jerusalem ist diesen steinigen Weg 2017 erstmals umfassend gegangen – finanziert vom Environment and Health Fund (EHF). Dabei wurden insgesamt 185 Studien analysiert, die zwischen den Jahren 1973 und 2011 durchgeführt wurden und die jeweils eine Erfassung der Spermienkonzentration sowie der Gesamtzahl der Samenzellen im Ejakulat enthielten – und das jeweils mit ähnlichen Messmethoden (Spermiogramm) und unter Männern, die zum Studienzeitpunkt nicht als unfruchtbar galten.

Das Ergebnis, das das Team um den Epidemiologen und Leiter des Bereichs für Umweltgesundheit (Environmental Health Track), Dr. Hagai Levine, im wissenschaftlichen Journal *Human Reproduction Update* vorstellte (»Temporal trends in sperm count: a systematic review and meta-regression analysis«), stuften die Forscher als »erschreckend« ein. Die Reduktion der Zeugungsfähigkeit sei weiter fortgeschritten, als sie erwartet hätten.

Demnach fiel die Spermienkonzentration in den achtunddreißig Jahren des Untersuchungszeitraums um durchschnittlich 1,4 Prozent pro Jahr. Insgesamt ging die Konzentration um mehr als 52 Prozent zurück – von neunundneunzig Millionen Samenzellen pro Milliliter Ejakulat 1973 auf 47,1 Millionen pro Milliliter 2011. Auch der Sperm Count selbst fiel rasant – und zwar um fast 60 Prozent. All das bedeutet nicht, dass betroffene Männer grundsätzlich keine Kinder mehr bekommen können. Die Zeugung wird aber schwerer, wenn die Spermienkonzentration abnimmt, und es braucht gegebenenfalls mehrere Anläufe, bis es mit einer Schwangerschaft klappt. Die gesamte menschliche Reproduktion, so kinderleicht sie eigentlich funktionieren sollte, gerät dadurch aus dem Takt.

Nach einer Erklärung für die Reduktion der Zeugungsfähigkeit hatten die Forscher in ihrer Studie nicht gesucht. Ihnen ging es zunächst nur darum, möglichst genaue Daten zu Spermienkonzentration und Spermiengesamtzahl zu erhalten.

Es handelte sich um die erste Metastudie ihrer Art. Insgesamt 43 000 Männer nahmen an allen erfassten Untersuchungen teil, die Levine und sein Team sich vornahmen. Frühere Studien zum Thema waren in Forscherkreisen aufgrund von Ungenauigkeiten kritisiert worden. Dem wollten sich die israelischen Forscher nicht aussetzen, weshalb sie jeweils ganz genau auf die verwendeten Untersuchungsmethoden und die Versuchspersonen schauten. Man muss ihnen diese komplexe und anstrengende Vorgehensweise hoch anrechnen – allein die Bibliotheksrecherche muss ein »Alice im Wunderland«-artiger Irrgartenlauf gewesen sein.

Im Gespräch mit der britischen BBC sagte Levine bei Erscheinen der Untersuchung, besonders überrascht habe ihn, dass der Rückgang der Spermienkonzentration sich offenbar weiterhin fortsetze. Studien nach 1995 zeigten sogar eine noch stärkere Abnahme. »Das ist kein Problem der Vergangenheit, das ist ein Problem der Zukunft.« Für Männer aus dem Westen lägen die meisten Daten vor, es zeige sich aber anhand kleinerer Untersuchungen, dass die reduzierte Zeugungsfähigkeit in ärmeren Ländern nicht so stark ausfalle.

Die Gründe sind rätselhaft. Levine spekulierte, dass die Menschen im Westen viel länger der »chemischen Revolution« ausgesetzt seien, inklusive Pestiziden, Kunststoffprodukten und Belastungen mit Schadstoffen. Probleme mit der Zeugungsfähigkeit begännen zumeist im Mutterleib, wo sich die samenproduzierenden Organe fehlerhaft entwickelten. Die Spermienkonzentration habe zudem Vorhersagekraft über den gesamten Gesundheitszustand des Mannes. Männer, die nicht zeugungsfähig sind, scheinen häufiger krank zu werden, etwa bei bestimmten Krebsarten. Was zuerst da war, die Krankheit oder die Sterilität, lässt sich allerdings nicht mit Bestimmtheit sagen. Levines Co-Autorin, Professorin Shanna Swan von der Icahn School of Medicine am Mount-Sinai-Krankenhaus in New York City, merkt an, dass die Studie erstmals zeige, dass der Rückgang stark und anhaltend sei.

Der Weckruf.

Ich habe kurz nach Erscheinen der Metastudie zur Spermienqualität die Chance, Hagai Levine per E-Mail zu interviewen. Später, im Frühjahr 2019, treffe ich ihn an der Braun School of Public Health, die Teil des beeindruckenden Hadassah-Krankenhauskomplexes in Ein Karem ist, persönlich. Levine ist mehrfacher Vater, kann sich aber dennoch gut in die Situation steriler Männer hineinversetzen. Er sieht in der abnehmenden Zeugungsfähigkeit eines der größten Probleme unserer Gegenwart.

Unser erstes Gespräch, das die Situation ausführlich beschreibt und meiner Ansicht nach Pflichtlektüre für jeden Gesundheits- und Sozialpolitiker sein sollte, ist nachfolgend abgedruckt. Als ich es führte, hat es mich selbst tief betroffen gemacht. Es zeigt deutlich, wie ein Problem, das ungeheuer privat zu sein scheint, mehr und mehr Gesellschaftsschichten befällt. Vor allem spiegelt es aber die Tatsache wider, dass wir noch viel zu wenig wissen über das, was hier gerade vor sich geht. Und das erfüllte mich mit einer Mischung aus Ungläubigkeit, Wut und Trauer, weil es – machen wir uns nichts vor – unserer modernen Welt unwürdig ist.

⁓

Herr Levine, als Ihre Studie vor einigen Tagen [im Sommer 2017, Anm. B. S.] herauskam, war sie weltweit in den Nachrichten. Haben Sie eine derart große Reaktion erwartet? Und was ist Ihre Begründung dafür?

Hagai Levine: Es ist immer schwer zu sagen, wie die Medien reagieren. Wir wussten, dass unsere Studie große Auswirkungen haben würde und als Weckruf dienen sollte. Ihre wissenschaftliche Stärke, die die Forschungsgemeinde anerkannt hat, zusammen mit der Wichtigkeit der Ergebnisse für uns alle sowie die Popularität des Themas könnten zu dieser Reaktion geführt haben. Wir hoffen, dass die Aufmerksamkeit nun dazu führt, dass Pläne entstehen, die Auslöser des Rückgangs in der Spermienqualität anzugehen.

Für mich persönlich war die Leitung dieser Studie mit derart vielen Daten ein so hoher Berg, den es zu erklimmen galt, und ein so langer Prozess, dass ich sehr froh bin, dass wir die Ergebnisse und unsere Botschaft nun endlich veröffentlichen konnten.

Es gab Schlagzeilen, in denen es hieß, die Menschheit könnte eines Tages »aussterben«, wenn sich der Trend fortsetzt. Ist das eine Übertreibung oder ein Stückchen Wahrheit?

Levine: Ich selbst habe gesagt, dass Vorhersagen, insbesondere solche, die die längere Zukunft betreffen, schwer sind. Wir sollten uns nun auf die direkten und klar vor uns liegenden Gefahren konzentrieren und die Sache angehen. Denn wir haben ganz klar ein Problem mit der Gesundheit und Fruchtbarkeit eines großen Anteils der männlichen Bevölkerung in den westlichen Ländern. Unser Handeln wird bestimmen, ob und wann die sich reduzierende Zeugungsfähigkeit die Existenz unserer Spezies bedroht.

Persönlich habe ich große Sorgen, was passiert, wenn wir so weiterleben, wie wir es heute tun, ohne dass wir uns um die Auswirkungen unseres Handels auf unsere Gesundheit und unsere Umwelt scheren – insbesondere im Bereich der Chemikalien, die wir produzieren. Es mag hier eine Übertreibung der Medien gegeben haben, aber auf der anderen Seite gibt es auch eine andauernde Verleugnung der tatsächlichen Risiken, die mit menschengemachten chemischen Stoffen und unserer modernen Umwelt einhergehen. Ich liebe Technik, die unser Leben verbessert (inklusive neuer Chemikalien in dieser Kategorie), aber gleichzeitig sollten wir die breiteren Auswirkungen auf Gesundheit und Umwelt untersuchen, wenn wir neue Verfahren verwenden.

Wie sind Sie Ihre Metastudie in der Praxis angegangen? Nahmen Sie alle verfügbaren Untersuchungen, die Spermienkonzentration und Spermienzahl enthielten, und führten sie dann Ihrem Datensatz hinzu, also auch Studien, in denen es nur zum Teil um Fruchtbarkeit ging?

Levine: Der Prozess war sehr langwierig und herausfordernd. Wir schrieben zunächst einen Entwurf unseres Protokolls und führten dann eine vollständige Pilotstudie mit allen Schritten durch – mit einer Datenbankanalyse, um nach geeigneten Studien zu suchen, einem Screening der Publikationen, der Datenextraktion und schließlich der Datenanalyse. Wir erkannten, dass diese Aufgabe viele Jahre dauern würde und dass eine große Studie ein großes Team voraussetzte, was dann dazu führte, dass wir zusätzliche Forscher einluden. Wir führten die breiteste Suche durch, die möglich war, und suchten nach jeder Studie (nach 1980), die die notwendigen Begriffe enthielt, selbst wenn sie sich nur im Manuskript versteckten. Daraus ergaben sich 7500 potenzielle Kandidaten. Wir waren vorsichtig darin, Studien auszuklammern, und lasen daher den Volltext von über 2500 Untersuchungen, woran man schon den großen Aufwand erkennen kann.

Um zu vermeiden, dass es Verzerrungen gibt, und um systematisch zu arbeiten, schrieben wir ein sehr genaues Protokoll, das jeden einzelnen Schritt dokumentiert. Es wurde zusammen mit der Studie veröffentlicht. Rachel Pinotti, unsere Bibliothekarin, half mir hier sehr. Ohne eine großartige Bibliothekswissenschaftlerin sind solche systematischen Untersuchungen, die der entscheidende erste Schritt einer solchen Metastudie sind, nicht möglich.

Es war ein mühsamer Prozess, die Studien zu validieren, die unseren Kriterien zur Aufnahme oder Zurückweisung entsprachen. Dies erfolgte stets unter der Maßgabe, Voreingenommenheit zu vermeiden. Wir mussten außerdem sicherstellen, dass wir keine doppelten Daten haben (also Studien, die in mehreren Publikationen veröffentlicht wurden).

Dann wurden alle relevanten Informationen extrahiert, und es kamen schließlich 185 Studien mit 244 validen Einschätzungen der Spermienkonzentration und der Gesamtzahl der Spermien in einer Probe heraus, die wir dann einer Metaregressionsanalyse zuführten.

Die von Ihnen festgestellten 52 Prozent Rückgang in der Spermienkonzentration klingen nach sehr viel, doch die 47 Millionen Samenzellen pro Milliliter, die Sie errechnet haben, liegen immer noch deutlich über dem Niveau, das von der Weltgesundheitsorganisation WHO als »normal« tituliert wird. Ist das vielleicht einfach nur »der neue Normalwert«, wie es Allan Pacey, ein Androloge an der University of Sheffield, gesagt hat?

Levine: Das finde ich eher witzig, denn die WHO hat diesen Normwert gerade erst gesenkt, weil es einen Rückgang gibt. Es ist schwer, sich bei jedem anderen menschlichen biologischen Wert eine derartige dramatische Veränderung vorzustellen. Es wäre so, als würden wir den Normalwert für den Body-Mass-Index auf 30 setzen und sagen, dass jetzt alles okay ist und wir kein Problem mit dem Übergewicht haben.

Diese dramatische Änderung in der Spermienkonzentration beim Mann muss sich darin widerspiegeln, dass sich der Anteil der Männer, die bei weniger als vierzig Millionen pro Milliliter oder sogar weniger als fünfzehn Millionen pro Milliliter liegen, erhöht hat. Damit steigt natürlich auch die Proportion jener Männer an, die mit schlechter oder nicht vorhandener Fruchtbarkeit kämpfen, wovon wir aus anderen Studien in vielen Ländern wissen.

Es ist außerdem ganz klar, dass Probleme bei der Zeugungsfähigkeit sehr lange »unter dem Radar fliegen« können, weil auch ein Mann mit einer sehr niedrigen Spermiengesamtzahl ein Kind zeugen kann, obwohl die Wahrscheinlichkeit geringer ist und es für das Paar länger dauert, bis es zur Schwangerschaft kommt.

Weiterhin muss man sich die Frage stellen, was die Reduktion der Spermienzahl über die Qualität des einzelnen Spermiums aussagt. Wir müssen diese problematische Frage angehen und sie nicht verdrängen. Außerdem gibt es eine Verbindung zwischen zu wenig Samenzellen im Ejakulat und einer höheren Morbidität und Mortalität bei den Betroffenen. Dies ist eine weitere Tatsache, die mir Sorgen bereitet.

Alles in allem kann ich nur wiederholen: Es ist ein klares Signal, dass wir ein Problem haben und etwas getan werden muss. Mich selbst hat es in dieses Forschungsfeld gezogen, weil ich verstanden hatte, dass die männliche Fortpflanzungsfähigkeit ein sensibler Marker für die allgemeine Situation der Menschheit ist.

Was sagen Sie zu einer dänischen Studie, die von 1996 bis 2010 durchgeführt wurde und keinen großen Rückgang festgestellt hat? Wie deckt sich das mit Ihrem Ergebnis?

Levine: Wir dachten, wir könnten vielleicht ein Abflachen der Kurve feststellen, wenn die Menschheit einen sehr geringen Mittelwert bei der Spermienzahl erreicht hat, wie es in Dänemark der Fall ist, wo ein großer Teil der Bevölkerung »subfertile« ist, also erst nach mehreren Versuchen zeugungsfähig. Überraschenderweise gibt es dieses Abflachen aber nicht, und der Rückgang unter Männern in den westlichen Ländern setzt sich auch nach 1995 fort.

Wir haben eine Empfindlichkeitsanalyse [zur Feststellung der wissenschaftlichen Genauigkeit] ohne Dänemark durchgeführt, und der Abfall der Kurve für die restliche Kohorte war etwas steiler (minus 1,38 Millionen pro Milliliter pro Jahr mit Dänemark, minus 1,57 Millionen pro Milliliter pro Jahr ohne Dänemark).

Wir müssen Überwachungssysteme wie das in Dänemark aufbauen, um zu wissen, was vom heutigen Tag an in anderen Ländern abläuft. Basierend auf früheren Studien haben wir die Hypothese, dass Männer, die in einer sehr frühen, also pränatalen Phase schlechten Umweltbedingungen ausgesetzt waren (Chemikalien, Stress, Hitze und so weiter), Fehlentwicklungen im Hodenbereich (Dysgenesie) aufweisen, die dann zu einer geringeren Spermienkonzentration im Erwachsenenleben führen. Entsprechend müssen wir mehr zu den Gründen forschen. Und vielleicht hat Dänemark ja mittlerweile ein derart niedriges Niveau erreicht, dass die Kurve sich abflacht.

Was sollten die Gesundheitsbehörden mit Ihren Daten nun machen? Sind Sie bereits in Diskussionen?

Levine: Auf globaler Ebene ist es uns gelungen, große Gefahren für die Menschheit zu erkennen und gegen sie zu kämpfen – etwa im Bereich Krebs, HIV und anderen Infektionskrankheiten wie Polio. Ich hoffe, dass der Bereich Fortpflanzung bald als Problem der öffentlichen Gesundheit erkannt wird – insbesondere im Bereich der männlichen Zeugungsfähigkeit, der heute vernachlässigt wird. Wir brauchen eine koordinierte wissenschaftliche Anstrengung.

Daneben benötigen wir politische Veränderungen, etwa was die Regulierung der von uns hergestellten Chemikalien betrifft, die wir stärker auf ihre Auswirkungen auf die männliche Fortpflanzungsfähigkeit untersuchen sollten – und zwar bevor große Teile der Bevölkerung ihnen ausgesetzt werden und nicht erst danach.

Ich denke, es muss eine ernste Debatte her, und wir brauchen einen Aktionsplan. An diesem Prozess beteiligen wir uns gerne. Ich hoffe also, dass wir bald von den führenden Gesundheitsorganisationen hören werden, wie wir das Problem angehen können.

In der Fortpflanzungsmedizin konzentriert man sich derzeit stärker auf den Mann als die Frau. Warum ist das so?

Levine: Es ist eben einfach, das Problem der männlichen Unfruchtbarkeit zu umgehen, indem man Sperma von einem Spender nimmt. Doch das löst nicht das Grundproblem der öffentlichen Gesundheit. Es hat sicher auch kulturelle Gründe. Frauen wurden in der medizinischen Forschung lange vernachlässigt, aber im Bereich der Fortpflanzungsmedizin waren das bis jetzt die Männer. Wir benötigen einen ganzheitlichen Ansatz und müssen Frauen, Männer und ihr Zusammenleben berücksichtigen, um Fortpflanzungsprobleme zu untersuchen, zu verhindern und zu behandeln.

✷

Ich erinnere mich noch genau daran, wie es mich durchgeschüttelt hat, als ich diese Zeilen – wir haben das Gespräch auf Englisch geführt – übersetzt habe. Und es ist in der Tat so: Für die Betroffenen frisst die Evolution ihre Kinder, und die Zahl der Betroffenen nimmt stetig zu. Nun mögen manche sagen, ich male hier schwarz. Doch die Zahlen von Levine und seinem Team sprechen eine klare Sprache, die uns auffordert, endlich zu handeln. Diese Erkenntnis war eine entscheidende Motivation für mich, weiter herauszufinden, wie wir sowohl gesellschaftlich als auch auf persönlicher Ebene mit dieser Bedrohungslage umgehen können, die bisher allseits hartnäckig ignoriert wird.

5 Schicksal

Üzgür.
Das wirklich Schöne an unserer wunderbaren und manchmal auch schrecklichen Hauptstadt Berlin ist, dass man jeglichem nur erdenklichen Menschenschicksal irgendwann einmal über den Weg läuft. Dies gilt genauso für mein eigenes Schicksal. Dessen Spiegelbild hat einen türkischen Migrationshintergrund. Ich lerne Üzgür M., der in Wahrheit anders heißt, im Taxi kennen – in seinem, denn er ist der Fahrer. Er ist ein kluger Mann in exakt meinem Alter.

Gleich nach dem Einsteigen unterhalten wir uns über Gott und die Welt, zunächst über eine Taxi-App, die ich seit vielen Jahren verwende und die sich aktuell zum Schlechten zu entwickeln scheint, dann über die Gefahren von Uber für sein traditionsreiches Gewerbe (er ist so sauer auf die Ridesharing-Milliarden-Firma, dass er ihren Namen nicht erwähnen mag) und schließlich über die aktuelle Lage der Internetfirmen, die zunehmend Oligo- bis Monopole (Amazon, Apple) bilden und unser Bild von der Realität beziehungsweise unsere rationalen Kommunikationsfähigkeiten (Facebook, Twitter) versauen. Das Gespräch ist so spannend, dass M. zunächst vergisst, den Taxameter zu aktivieren. Er berechnet mir dafür nur zwei Euro mehr, und ich erhöhe das Trinkgeld auf 15 Prozent.

Kurz vor unserer Ankunft in einer Seitenstraße des Berliner Kurfürstendamms fragt M., ob er kurz bei seiner Frau und seinem Kind anrufen dürfe, es sei früher Abend, also Schlafens- und Gutenachtsage-Zeit.

Ich bejahe. Selbstverständlich. Er startet einen FaceTime-Videoanruf auf seinem iPhone. Zunächst fühle ich mich etwas peinlich berührt ob der Liebe, die die Unterhaltung versprüht. Es ist ein intimer Moment, der nichts, aber auch gar nichts mit mir zu tun hat. Dann schießt eine Welle der Wärme durch mein Herz, fast kommen mir die Tränen.

M.s akzentfreies Berlinerisch wechselt in eine Kombination aus Deutsch und Türkisch. Er winkt seiner Frau und seinem Kleinen durch die Kamera zu. Sein Kind ist erst ein paar Jahre alt, und man merkt, dass sich hier drei fürs Leben gefunden haben. Nachdem M. aufgelegt hat, setzen wir unser Gespräch fort. Wir sind jetzt beim Thema Kinder angekommen. Er fragt, ob ich welche hätte, und ich erzähle ihm, ich könne keine kriegen (wieso eigentlich kriegen? *Zeugen* wäre das richtige Wort gewesen, doch irgendwie bekomme ich es nicht über die Lippen). Ich weiß nicht recht, warum ich gegenüber M. so offen bin.

Wenn ich mit einer völlig fremden Person über meine Sterilität spreche, dann höchstens, weil ich von meinem Buchprojekt rede. Es ist ein Weg, die Thematik von mir fortzuschieben. Hier, in dieser gut gepflegten, taxigelben Mercedes E-Klasse, ist das nun plötzlich anders. Ich spüre eine Gemeinsamkeit, die mir unerklärlich erscheint. (Vielleicht kommt verstärkend hinzu, dass ich wenige Stunden zuvor mit einer US-amerikanischen Fortpflanzungswissenschaftlerin gesprochen hatte, die mich in meiner Mission bestärkt hat, offen mit dem Thema umzugehen. Weil es eben bislang quasi niemand zu tun scheint.)

Und tatsächlich zeigt sich, dass ich nicht falsch liege. So unglaublich das klingt, M. ist beziehungsweise war vor einigen Jahren in genau der gleichen Situation wie ich. Er schien steril zu sein, in seinem Ejakulat fanden sich, genau wie bei mir, keine Samenzellen. Nachdem er und seine Frau über einen längeren Zeitraum versucht hatten, ein Kind zu bekommen, waren sie in ein Kinderwunschzentrum gegangen. Seine Frau habe sich untersuchen lassen, er habe sich untersuchen lassen. Ich kenne das, ich kann das nachvollziehen, sage ich.

Nach mehrmaligem »Pornogucken« war bei Üzgür dann seine Azoospermie festgestellt worden, also genau meine Problematik: keine oder fast keine Spermien im Ejakulat. Er berichtet von den Schwierigkeiten und dem Druck, über das Thema offen zu reden, gerade in der türkischen Community, gerade in der eigenen Verwandtschaft, die doch so sehnsüchtig nach Nachwuchs gegiert habe.

Schließlich entschlossen sich die beiden, genau das zu machen, was meiner Frau und mir potenziell bevorstehen würde: Spermienentnahme am Hoden, die sogenannte TESE. Entnahme der Eizelle bei der Frau. Künstliche Befruchtung im Reagenzglas (In-vitro-Fertilisation, IVF, beziehungsweise ICSI, die intrazytoplasmatische Spermieninjektion, bei der die Samenzelle direkt in die Eizelle eingespritzt wird). Einsetzung der befruchteten Eizelle. Hoffentlich eine Schwangerschaft.

M. macht mir Mut. Er erzählt von Vollnarkose und der wundersamen Tatsache, dass ihm sein Hoden nach dem Eingriff gar nicht wehgetan habe (ein beruhigendes Faktum, das ich ihm leider nicht ganz glauben kann). Es ergab sich, dass sich im Hoden tatsächlich noch aktive Samenzellen befanden, der Arzt konnte gleich eine ganze Anzahl entnehmen. Einen Teil hat M. einfrieren lassen. Sollten der Dreiundvierzigjährige und seine Frau knapp über Mitte dreißig noch einmal vorhaben, ein weiteres Kind auf die Welt zu bringen, können sie darauf zurückgreifen.

Ganz problemfrei verlief der Rest der Geschichte dann aber doch nicht, erzählt M. Dreimal hätten sie versucht, die Befruchtung im Reagenzglas mit Eizelleneinsetzung durchzuziehen. Dreimal hätte es nicht geklappt. Ich frage ihn, ob er über Adoption nachgedacht habe, und er bejaht. Hätte es beim vierten Mal nicht funktioniert, wäre dies wohl ein ernsthaftes Thema für ihn und seine Frau geworden. Doch so weit kam es nicht. Stattdessen klappte es endlich mit der Schwangerschaft nach all diesen furchtbar emotionalen Höhen und Tiefen. Doch das Ergebnis sei ein Kind wie purer Zucker, sagt M.

Interessanterweise teilen M. und ich auch noch eine zweite Einschätzung der Situation. Auch er wollte kein Fremdsperma. Als ich das Thema erwähne, zuckt eine Mikrosekunde lang eine leichte Form von Ekel über sein Gesicht, was ich selbst von hinten und der Seite wahrnehme. Offenbar scheint dies uns evolutionär vorgegeben zu sein. Der gute alte Darwin mit seinem schlohweißen Bart kommt mir in den Sinn: Wir Männer wollen einfach nicht, dass uns ein fremdes Ei ins Nest gelegt wird, selbst wenn wir es wissen.

Adoption, wo klar ist, dass der Nachwuchs nicht von uns und nicht von unserer Frau stammt, ist hier etwas ganz anderes. Warum der medizinisch-technische Kindermach-Komplex derart massiv auf die Problemlösung durch Samenbank pocht, erscheint mir in diesem Zusammenhang mehr und mehr als großes Rätsel. Es ist die Triebkraft der Verzweiflung.

Natürlich ist es nicht so, dass ich Job und Aufgabe dieser Samenbanken hassen würde. Sollte die Zeugungsfähigkeitsrate in den kommenden Jahrzehnten noch weiter abnehmen, werden wir uns noch sehr freuen, über diese Ressource zu verfügen. Doch rein praktisch gesehen ist es nichts, was ich für mich persönlich als Lösung ansehen würde. Man entwickelt – und so geht es vielen Männern, die ich im Laufe der Recherchen gefunden habe – eine physische Abneigung sich selbst gegenüber, nicht der Vater der Kinder zu sein. Es geht derart tief, so tragisch das ist. Das macht natürlich alles schwerer, aber so ist sie nun mal, unsere Natur.

※

Wir sind am Ziel angelangt, und ich verabschiede mich überschwänglich von M. Ich habe das Gefühl, dass wir beide einer Art Bruderschaft angehören, wenn er es auch auf die andere Seite, die der Nichtsterilen, geschafft hat. Das Wissen, einmal zeugungsunfähig gewesen zu sein, verlässt einen nie. Es ist der ultimative männliche Makel. Oder auch, wie mir die Fortpflanzungswissenschaftlerin sagte, die ich am Tag meines schicksalhaften Zusammentreffens mit M. gesprochen hatte, als ob jemand gestorben sei. Genau das ist es, was ich gerade fühle. Einen dumpfen Schmerz, der mich einfach nicht verlassen will.

Kommerzialisierung.
Ein paar Tage später bin ich in einem anderen Stadtteil Berlins in der oberen Etage eines Einkaufszentrums unterwegs, das auch ein Hotel beherbergt. Es handelt sich dabei um eine Veranstaltung, die sich ganz spezifisch an Menschen richtet, die keine Kinder bekommen können. Hier wird aus männlichem und weiblichem Makel bares Geld und klingende Münze, selbst wenn das die anwesenden Ärzte, Kliniken,

medizinischen Dienstleister, Leihmüttervermittler und Samenbanken nie offen zugeben würden, denn sie wollen den Menschen ja nur *helfen*. Es ist und bleibt ein gutes Geschäft.

Jene unverwechselbare Mischung aus Verzweiflung, leiser, verzagter Hoffnung und Irrwitz, die sich aus einem für den Menschen scheinbar unlösbaren Problem ergibt, liegt in der Luft, in den Workshops, auf der Ausstellungsfläche, im Gespräch mit Anwesenden. Und viele der Leute, die hierherkommen – schwule, lesbische und/oder transsexuelle Paare mit freundlichem Blick einmal ausgenommen –, sind vor allem eines: zu alt, um noch mit natürlichen Methoden Kinder zur Welt zu bringen. O wie mich das an unsere Herangehensweise erinnert, für die ich mich zu dieser Stunde ohrfeigen könnte.

Was mir gleich auffällt: Hier scheint sich niemand für Männer zu interessieren. Kein einziger Stand auf der Ausstellungsfläche hat auf den ersten Blick mit »meinem« Thema zu tun. Nahezu jeder einzelne Anbieter ist auf die Behandlung gebärgestörter Frauen abgestellt. ICSI, IVF, Kinderwunschzentren aus den USA mit serbischen Besitzern, Kliniken aus Osteuropa, die gegen Geld Dinge zu tun scheinen, die man in Deutschland (noch) nicht bekommen kann. Wie einfach das alles erscheint. Ist es natürlich überhaupt nicht.

Ich bin neugierig. Am Stand eines Berliner Kinderwunschzentrums frage ich einen Arzt, ob es hier denn auch etwas »für mich« als sterilen Mann gibt. Er schüttelt den Kopf, schreibt mir aber netterweise einen Spezialisten auf, den ich doch mal besuchen könne. Mit TESE und Co. kenne dieser sich aus. »Sie brauchen für die Behandlung einen Experten!«, erinnere ich mich später an seine Worte.

Einen Stand weiter treffe ich auf eine Samenbank, deren Mitarbeiterin mich nach drei, vier gezielten Fragen als Journalisten identifiziert und nicht mehr viel sagen möchte. Das finde ich ein bisschen kurios. Was die wohl zu verbergen haben? Doch nicht etwa die Tatsache, dass auch Samenbanken damit zu kämpfen haben, dass die Spermienqualität und Spermienkonzentration signifikant nachlässt?

Lernen konnte ich an diesem Nachmittag dennoch einiges. So gibt es spezielle Kreditdienstleister, die einem dabei helfen, das Geld für eine künstliche Befruchtung und die zwingend im Ausland zu tätigende Eizellenspende aufzutreiben, die hierzulande noch verboten ist. Katholische Länder wie Spanien haben damit kein Problem. Allein muss beachtet werden, dass der Phänotyp der Spenderin ungefähr dem der hoffentlich werdenden Mutter entspricht. Hat sie blonde Haare und helle Augen, sollte das auch bei der Spenderin so sein. Ein bisschen rassistisch, oder? Jedenfalls nichts, was man auch nur im Geringsten als divers bezeichnen könnte.

Bislang habe ich noch nie gehört, dass es eine solche Vorschrift auch bei Samenbanken geben würde, was doch relativ merkwürdig ist. Hier haben Betroffene in den meisten Weltregionen bislang die freie Auswahl, selbst wenn es immer mal wieder Einschränkungen gibt, was Bilder der potenziellen Väter betrifft. Je nach Land kann man die sich ansehen, zumeist jedoch nicht. Wohl, damit es später nicht zu Konflikten um die Vaterschaft kommt.

Ein Mann namens Louis aus den Niederlanden, über den im letzten November die britische Zeitung *The Guardian* berichtete, soll über 200 Kinder mittels Spende in die Welt gesetzt haben. Als er in den frühen Achtzigern mit diesem »Job« begonnen hatte, war die Gesetzeslage noch lax. Mittlerweile darf eine Samenspende bei den Holländern nur noch in fünfundzwanzig Familien verwendet werden (auch, um ungewollten Inzest zu vermeiden), in Großbritannien sind es einzig zehn. Allerdings lässt sich hier tricksen, zumindest tat das Louis im Laufe seiner Karriere: Er nutzte zu Hochzeiten seiner Tätigkeit gleich drei verschiedene Samenbanken, um keinen Verdacht zu erregen; einen Abgleich gab es damals noch nicht. Dass er Vater von 200 Kindern ist, kam mittlerweile über DNA-Analysen heraus.

Eine Kollegin von mir, die zusammen mit ihrer Frau ein Kind hat, erzählte mir einmal, dass es aber auch andere Limits gibt: Mancher Spender ist derart beliebt, dass es von ihm zu viel Nachwuchs in einer bestimmten Weltregion gibt. Dann wird er für diese gesperrt. So einfach ist das. Das muss sich schon sehr interessant anfühlen, genetisch so begehrt zu sein. Ob der Mensch das überhaupt weiß und monatliche Statistiken bekommt, ob er zum Nachspenden aufgefordert wird? Mir will das niemand sagen.

Eine Frau aus Osteuropa mit fantastisch akzentfreiem britischem Englisch ist genauso auf einer Mission wie ich, der ich gern hätte, dass hier auf dieser Veranstaltung auch Männer berücksichtigt würden. Sie geißelt mit ihrer kleinen Nichtregierungsorganisation die ICSI- und IVF-Industrie, die ihrer Meinung nach dafür sorgt, dass grundlegende Schwierigkeiten, schwanger zu werden, nicht untersucht oder gar beherrscht werden.

IVF, also das Kind aus dem Reagenzglas, gelte als Allheilmittel, dabei habe Unfruchtbarkeit so viele verschiedene Ursachen, die diese Millionen-, ja Milliardenindustrie einfach wegwische, um mehr Geld zu verdienen. Sie war selbst betroffen. Der Mann, der uns interessiert zwei Reihen entfernt beim Gespräch zusieht, ist ihr Ehemann. Ich schaue mich dennoch etwas irritiert um, ob nicht doch Spione der ICSI- und IVF-Industrie auf uns lauern. Es geht ja wie erwähnt um richtig viel Geld.

Klar ist zumindest eines: Sollten wir uns dafür entscheiden, unser Kind auf diese Art, also TESE plus Reagenzglas, zu bekommen, wird das richtig teuer. Und die Frage, ob es klappt, ist bei Weitem nicht geklärt.

Üzgür weiß das, er hat es am eigenen Leib erfahren. Ich will mir nicht vorstellen, wie jeder dieser einzelnen Versuche an seinen und vor allem den Nerven seiner Frau gezerrt hat. Das Prozedere ist anstrengend, stressig, medizinisch komplex und anspruchsvoll. Und der Vorgang ist völlig in der Hand des Seligen, egal ob seine Segenskraft nun Gott, Hashem, Allah, Vishnu oder »fliegendes Spaghettimonster« genannt wird.

6 Kanada: Der Übervater

Willkommen im Clan.
Wenn man herausfinden möchte, was man eigentlich will, sollte man erstens darüber intensiv nachdenken und zweitens mit Menschen reden, die das haben, was man potenziell anstrebt. Im Fall von Winston Blackmore ist das in seiner Radikalität kaum zu übertreffen. Der Mann ist Prediger einer Abspaltung der Fundamentalistischen Kirche Jesu Christi der Heiligen der Letzten Tage, kurz FLDS, hat Pi mal Daumen fünfundzwanzig Ehefrauen nach seinem religiösen Ritus gehabt und bis dato 149 Kinder gezeugt. Das ist so Sitte bei den fundamentalistischen Mormonen im westlichen Kanada, denn es entspricht ihrem Glauben. Einige Jahre zuvor hatte ich von Blackmore gelesen und zunächst nicht geglaubt, dass es so jemanden wirklich gibt. Jetzt möchte ich einfach nur wissen, wie sich das anfühlt, am anderen Ende der Skala zu sein – hier ich mit null Kindern, dort Blackmore mit seiner dreistelligen Anzahl.

Wer ins magische Creston Valley gelangen möchte, um den Mann mit den meisten Kindern Nordamerikas zu treffen, hat eine kleine Weltreise vor sich. Zunächst geht es von Europa aus in den Westen Kanadas, wobei man die Wahl hat zwischen Vancouver und Calgary. Ich wähle Vancouver in British Columbia.

Am Flughafen von Vancouver angekommen, begibt man sich anschließend in eine ruckelnde und zuckelnde Propellermaschine, wobei man bloß hoffen kann, dass der Flug im März aufgrund von Schneestürmen über den Rocky Mountains nicht einfach abgeblasen wird oder umkehren muss, was das Bodenpersonal gerne auch erst kurz vor dem Abflug androht.

Gut anderthalb Stunden später erreichen wir ein Städtchen namens Cranbrook, dessen Flughafen frei in der Landschaft herumsteht, als hätten Aliens ihn einfach irgendwo fallen lassen. Cranbrook liegt wiederum gut hundert Kilometer von Creston entfernt, wofür man hier natürlich das Auto nimmt. Mein koreanischer Mietwagen steht erfreulicherweise sofort bereit.

Das Creston Valley ist wunderschön. Es ist eine offene, nicht selten sonnengeflutete Fläche, umrahmt von hohen Bergen, auf der allerlei Landwirtschaft und Obstanbau betrieben wird. (Auch das in Kanada unter dem liberalen Ministerpräsidenten Justin Trudeau legalisierte Cannabis darf nicht fehlen.) Es gibt zahllose Fruchtstände nach der Erntezeit, eine kleine Innenstadt, die so aussieht, wie sich Deutsche das Redneck Country vorstellen, und Trucks, Trucks, Trucks, die bei Tag und Nacht durch die Hauptstraße scheppern. Hier gehört es zum guten Ton, seinem Pick-up einen Auspuffverstärker aufzusetzen.

Mormonen-Mischung.

Gleich an meinem ersten Nachmittag in Creston treffe ich Mary Jayne Blackmore in Bountiful, wie die fundamentalistischen Mormonen ihre Siedlung getauft haben, obwohl der Ortsname offiziell auf keiner Karte steht. Die brünette, offen wirkende Frau ist die zweitälteste Tochter von Winston Blackmore, dem Mann, den ich unbedingt treffen will, und Co-Direktorin der Schule, die die fundamentalistischen Mormonen hier betreiben. Mein Weg zu ihr ist steinig – im wahrsten Sinne des Wortes. Zwischendurch fürchte ich, meinem Koreaner einen Achsschaden zugefügt zu haben. Es geht hoch, es geht runter, man kommt in eine Sektion Crestons, die sogar Ureinwohner des Städtchens kaum besuchen. »Bountiful? Nein, da war ich noch nie.«

Schließlich liegt die Schule vor mir. Ich parke in einem Schlagloch. Dann sehe ich Mary Jayne auch schon, sie stellt mir kurz ihren Bruder, Direktor der Schule, Farmer und Geschäftsmann, vor, und das Gespräch geht los. Mary Jayne macht nicht den Eindruck, als ob sie aufgrund der Tatsache, eines von aktuell 149 Kindern Winston Blackmores zu sein, einen Dachschaden abbekommen hat. Im Gegenteil, sie ist eine nette, durchaus liberal-feministisch angehauchte Frau in ihren Dreißigern – und verwirrenderweise nicht mal mehr gläubige Mormonin. Sie sei eher so spirituell drauf, meint sie.

Dass hier etwas ganz anders ist, macht eine Statistik deutlich, die mir Mary Jayne mitgibt. Gut 60 Prozent der Schüler sind Kinder von Blackmore, der Rest seine Enkel oder die Kinder von nahen Verwandten. Beim Nachwuchs gibt es aktuell eine große Ballung im Teenageralter, wie Mary Jayne berichtet. Sie kann sich dabei ein Grinsen nicht verkneifen. Das sei nicht immer ganz einfach.

Sie verspricht mir, ein Treffen mit ihrem Vater zu arrangieren. Ich versuche, meine Nervosität nicht durchscheinen zu lassen, schließlich wäre im Falle einer Absage meine Reise völlig umsonst gewesen. Ich verlasse die Schule in Richtung Creston »Downtown«, wobei ich auf dem Rückweg Kinder (vermutlich von Blackmore) auf Pferden und Quads umkurven muss, was hier offenbar als allerbeste Freizeitbeschäftigung gilt. Arm sehen die Kinder nicht aus, aber manche ähneln sich dann doch ziemlich – alles andere wäre bei dieser engen Erblinie auch merkwürdig. Es fühlt sich an, als sei man in einer Landwirtschaftskommune, irgendwie hippiemäßig. Man kann sich schon vorstellen, dass es sich hier gut leben lässt, wenn einem so viel Einfachheit ausreicht.

※

Ich, Kind Nummer 92 und Winston Blackmore sitzen am nächsten Morgen in einem weißen GMC-Truck mit abgegriffenen Tasten für die Klimaanlage, die er ständig auf 31 Grad Celsius schaltet, weil es ihm zu kalt wird. Das burschikose Mädchen namens Annika muss zum Kieferorthopäden nach Cranbrook. Und da niemand da ist, der sie bei diesem Wetter – es hat in der Nacht geschneit und ist recht rutschig – fahren kann, übernimmt der Vater diesen Job. Und ich darf mit, was uns Zeit zum Reden gibt. Mary Jayne hat geliefert – und wie.

Meine Nervosität weicht professioneller Spannung, während wir durch das tiefe Tal zwischen Creston und Cranbrook fahren und immer wieder glatten Stellen ausweichen müssen. Kind Nummer 92 hört aufmerksam zu und ist dabei schweigsam, hilft ihrem Vater aber tatkräftig, wenn es darum geht, sein Mobiltelefon zu bedienen, wenn mal wieder ein Anruf reinkommt von einem von Blackmores Fahrern. Annika trägt eine Truckermütze mit eingebauter Taschenlampe und sieht aus, als ob sie sich im Stall pudelwohl fühlt.

Blackmore selbst ist nicht groß, eher breit. Er sieht aus wie ein wohlgenährter untersetzter Cowboy, mit schmutziger Baseballkappe und echtem Stallgeruch. Ein zupackender Typ.

Und er ist charmant – man kann sich schon vorstellen, dass er Frauen um den Finger wickeln kann. Er selbst freut sich darüber, dass ihn die »Ladies« zu mögen scheinen, wie er sagt. Die Kinderzahl verdeutlicht dies ganz klar.

Vom Kleinkindalter bis um die Mitte dreißig sind sie, er hat Elektriker unter seinen Kindern, Klempner oder Zimmerer. Im Grunde könnte er nur mit seiner Familie die Welt wiedererrichten, sollte sie untergehen. (Was im Glauben der Mormonen nicht selten vorkommt: Blackmore hat einem Bericht zufolge zigmal Geld für eine herannahende Apokalypse gespendet, und vor dem Jahrtausendwechsel fürchteten sich die Fundamentalisten derart, dass sie kurz davor noch ein paar Extrakinder gezeugt und ihre Krisenvorräte an Eingemachtem erhöht haben.)

Eine seiner Töchter ist die Familienhistorikerin und hält den Kalender mit allen Geburtstagen auf dem neuesten Stand. Blackmore selbst ist nicht auf Facebook, doch die Kinder tummeln sich in mehreren WhatsApp-Gruppen. Man muss schließlich mit der Zeit gehen, auch in einem mormonischen Haushalt.

Kind Nummer 92 ist fünfzehn, in den letzten anderthalb Jahrzehnten war Blackmore also noch mal extrem produktiv in Sachen Reproduktion. Dies war der Zeitraum, nachdem er sich mitsamt seiner Sippe von der Sekte Warren Jeffs' getrennt hatte. Jeffs ist der mittlerweile in den USA wegen Kindesmissbrauchs verurteilte Prophet der fundamentalistischen Mormonen.

Seitdem gibt es in Bountiful nur noch den Blackmore-Clan und das, was dort von der FLDS noch übrig ist. Die fundamentalistischen Mormonen sind ursprünglich nach Kanada gekommen, weil sie sich hier mehr Freiheiten erhofften als in den USA – und bei Gott, das hat funktioniert. Über

Jahre war es Blackmore möglich, mehr als zwanzig Frauen zu haben und als Polygamist mehr oder minder offen zu leben. Und er tut es auch heute noch.

Wie viele der Ur-FLDSer, die nicht auf Blackmore hören, noch da sind, ist schwer herauszubekommen, weil sie sich abschotten. Während man die Blackmore-Familie besuchen kann, wenn man nett fragt, verschanzen sich die »Warrenites«, wie sie Blackmore nennt, hinter selbst errichteten Zäunen. Ein Kleinkrieg am Gartenzaun.

Blackmore scheint sich im Gespräch mit mir zu wundern, warum er mit der Abspaltung von der FLDS – ihr Führer Jeffs spricht selbst davon, Blackmore wegen Befehlsverweigerung herausgeworfen zu haben – so lange gewartet hat, denn die Aktion war höchst erfolgreich. Jetzt ist er nämlich selbst der Chef und eigentlich sein eigener Prophet. Das scheint sich gut anzufühlen, auch wenn ich beim besten Willen keinen Heiligenschein über Blackmore schweben sehen kann.

Jeffs hatte ihm gesagt, in fünf Jahren nach dem Rausschmiss werde er einsam, kinderlos und ohne Geld dastehen. Das ist augenscheinlich nicht eingetreten. (Obwohl sich Blackmore zum Zeitpunkt meines Besuchs in einem harten Kampf mit den Steuerbehörden des Staates British Columbia befindet. Es geht um über zwei Millionen kanadische Dollar aus der Aufteilung des mormonischen Imperiums. Er muss Besitztümer verkaufen und/oder mit einzelnen Firmen Insolvenz anmelden, wie er sagt.)

Gehet hin und mehret Euch!

Blackmore will mir die religiösen Hintergründe seiner großen Kinderanzahl nicht wirklich erklären, bei entsprechenden Fragen wechselt er einfach das Thema, so oft ich es probiere.

So weit ich diese kryptische Religion verstanden habe, glauben die fundamentalistischen Mormonen, dass es viele, viele Seelen gibt, die darauf warten, geboren zu werden. Und da die Mormonen wiederum selbst lehren, die letzte und einzig wahre Religion zu sein, wollen sie diejenigen sein, die diese Kinder auf die Welt bringen. Und viele Kinder entstehen besonders gut durch Polygamie.

Ein enger Begleiter von Sektengründer Joseph Smith (1805 – 1844) sagte einmal, man wolle vermeiden, dass die begehrten Seelen in die Körper von Hottentotten fahren. (Womöglich ein Grund dafür, dass Menschen schwarzer Hautfarbe lange Zeit von den Mormonen diskriminiert wurden.)

Blackmores Vater und sein Großvater sind beide früh gestorben, mit jeweils etwas über fünfzig, an Leukämie und an Lungenentzündung. Er selbst ist zum Zeitpunkt unseres Zusammentreffens zweiundsechzig und freut sich augenscheinlich darüber, so lange am Leben zu sein.

Kinder sind für Blackmore keine Belastung, sondern ein Gewinn. Das kann natürlich auch damit zu tun haben, dass er eine ausreichende Anzahl an Frauen hat, die ihm die Arbeit abnehmen. Besagte fünfundzwanzig sollen es einmal mindestens gewesen sein, inzwischen ist die Anzahl offenbar unter zwanzig gesunken. (Zahlen werden nur gemunkelt, auch Mary Jayne bleibt nach mehrfacher Nachfrage stumm.) Tatsächlich nach dem kanadischen Gesetz verheiratet ist er übrigens nicht. Vor dem ist er – trickreich und einen Trommelwirbel wert – geschieden.

Ich will wissen, wie die Beziehungen praktisch funktionieren. Wie trifft man sich, geht das alles reihum? Gruppensex jedenfalls gibt es bei den fundamentalistischen Mormonen nicht, zumindest sagt er das. Ich habe von Journalisten aus Kanada etwas anderes gehört. Was immer auch im Schlafzimmer passiert: Der Blackmore-Clan spricht nicht darüber. Ich stelle es mir zumindest interessant vor. Man hört ja auch aus anderen radikaleren Religionen interessante Praktiken.

Blackmore berichtet dazu passend, dass er eigentlich eher ein Demokrat sei als ein Republikaner und sogar ein liberaler. Er fliegt Sportmaschinen bis hinüber nach Vancouver und hatte einen guten Freund, von dem sich später herausstellte, dass er schwul war. Die Mainstream-Mormonen kämpfen immer noch mit dem Thema Homosexualität, sie passt anscheinend nicht zu ihrem Menschenbild. Blackmore räumt ein, er habe deshalb auch mit sich gerungen, ihm sei dann aber aufgefallen, dass der Mann ihn trotz seiner eigenen Abnormität in Sachen Kinderzeugungskraft ohne Wenn und Aber als Freund angenommen habe.

Blackmore und seine Familie haben ihre eigene kleine Welt, die aber mit dem Außen interagiert. Sie verkaufen Obst und Gemüse, Milch und Käse, züchten Kühe, exportieren Holz oder bereiten es selbst im eigenen Sägewerk zu Zaunpfählen auf, die dann nach Calgary und anderswohin geschickt werden.

Wie es überhaupt möglich sein soll, den vielen Kindern genügend Aufmerksamkeit zu widmen, ist mir ein Rätsel. Mary Jayne sagt, ihrem Vater gelinge das insbesondere im Alter mehr und mehr. Er habe früher für die Kinder deutlich weniger Zeit gehabt. Doch wer in seiner eigenen Alterskohorte – die Kinder kamen zwischenzeitlich offenbar im Neun-Monats-Takt und schneller – genügend Geschwister hat, Mütter und »Schwestermütter«, wie die Frauen polygamer Mormonen sich gegenüber den Kindern nennen, dem mag das nicht weiter auffallen. Und jeden Morgen, wirklich von montags bis sonntags, dürfen die kleineren Kinder mit Blackmore frühstücken. Es ist ein Ritual, das wohl dafür sorgen soll, dass der Kontakt nicht abbricht. Doch dass es einen knallharten Wettbewerb um seine Aufmerksamkeit gibt, ist nicht zu übersehen. Wie sollte das auch anders funktionieren? Der Tag hat einfach nicht genügend Stunden.

※

Blackmore macht jedenfalls nicht den Eindruck, für seine Kinder unzugänglich zu sein, im Gegenteil. Und er genießt es sichtlich, wenn sie sich um ihn scharen, wie ich in einer Fernsehreportage sehen konnte, die vor einigen Jahren ausgestrahlt wurde.

Es ist wirklich eine eigene Welt. Ich kämpfe hier in Deutschland darum, wenigstens ein Kind zu zeugen, und Blackmore ist nun bei Nummer 150, das sich gerade im Bauch der Mutter befindet. Ob dann wirklich Schluss sei mit dem Nachwuchs, weiß er noch nicht so richtig, doch die runde Zahl wollte er noch erreichen.

Wir fahren zum Abschluss zu einer Fast-Food-Kette. Ich esse Poutine, das kanadische Nationalgericht aus Quebec, er einen Hähnchensalat, wegen der Linie. Kind Nummer 92 entscheidet sich für Pommes mit Nuggets. Wir trinken Wasser, und Blackmore erzählt mir, er habe bei seinem letzten Europaaufenthalt nur kühles Nass aus Flaschen getrunken, weil er dem Wasser aus dem Hahn nicht getraut habe.

Auf dem Weg zurück zu meinem Hotel kommen wir an einem Truck vorbei, der einen Unfall hatte und auf einem Holzverteilgelände abgestellt wurde, mit dem Blackmore in geschäftlicher Beziehung steht. Der Mormonen-Chef bietet dem Fahrer an, ihm kostenlos einen Reifen zur Verfügung zu stellen. Ich bin mir nicht sicher, ob dies eine für mich gedachte Demonstration seiner Herzensgüte ist. Klar ist nur, dass dieser Job nicht von Blackmores 150 Sozialstunden abgehen wird, die er im Rahmen einer kürzlich erfolgten Verurteilung wegen Polygamie ableisten muss – denn die ist in Kanada, genauso wie in den USA, verboten. Bis zur Urteilsverkündigung setzte der kanadische Staat gleich mehrere Staatsanwälte ein. Blackmore hatte noch mal Glück gehabt, wurde zu Hausarrest verurteilt, was ihm eh gelegen kam. Eine Journalistin, die ihn seit Jahren medial begleitet, regt das noch heute auf. Religionsfreiheit ist in Nordamerika ein hohes Gut.

Blackmore arbeitet selbst an einem Buch und erhofft sich von mir Hilfe, dass es auch in Europa erscheinen kann. Mal sehen, sage ich ausweichend. Er kann sich vorstellen, auf Lesereise zu gehen, vor Leuten zu sprechen. Damit hatte er, sagt er, noch nie ein Problem. Und in der Tat, seine Tochter Mary Jayne hatte recht: Der kinderreichste Mann Nordamerikas kann einem ein Ohr abkauen. Ich weiß zum Schluss jedenfalls nicht, ob ich es mit dem charmantesten Menschen Kanadas oder einem hassenswerten antifeministischen Subjekt zu tun habe. Weder seine Familie noch er machen letzteren Eindruck. Und zum Schluss sagt er dann, er kenne niemanden, der besser lebe als er. Vielleicht genauso gut, aber niemals besser, fügt er hinzu.

Wäre ich selbst ein fundamentalistischer Mormone, dann hätte ich wohl ein Problem. Ich könnte meinen Pflichten nicht nachkommen. Blackmore kennt solche Fälle und meint, es sei dann möglich, dass man beispielsweise eine Witwe mit ihren Kindern annehme – gerne auch als zweite Frau. Ich werde es mir überlegen, sage ich, obwohl der Gedanke an eine Konversion für mich so weit entfernt liegt wie der Mars.

Die Frucht seiner Lenden.
Auf dem Rückflug nach Vancouver treffe ich zuerst einen Risikokapitalgeber, der im Creston Valley Cannabis anbauen lassen will (Winston Blackmore aber erstaunlicherweise noch nicht kannte), der Vater einer Tochter ist und gerne mehr Kinder hätte, wenn seine Frau da mitspielen würde. Anschließend komme ich noch mit einem katholischen Ingenieur für eine Consultingfirma ins Gespräch, die Bergbaudreck wegräumt. Er war unter anderem bei dem einstigen Uranbergbauunternehmen Wismut in Sachsen eingesetzt und verfügt über die eindrucksvolle Kinderanzahl von sechs – nach vier Jungen gelang die Zeugung von zwei Mädchen. Die Mormonen scheinen auf Durchreisende offenbar auszustrahlen, was die Kinderfreudigkeit anbelangt.

Ich verbringe noch einige Tage in Vancouver, um weiter zu recherchieren, denn hier ist Sitz der Lokalzeitung *Vancouver Sun*. Deren Kolumnistin Daphne Bramham weiß wie niemand anderes über Blackmore Bescheid. Sie ist vor allem aus feministischen Gründen an der Sache dran, macht sich aber auch Sorgen um die vielen Kinder. Bei den fundamentalistischen Mormonen wurde lange Zeit das Heiraten von Minderjährigen praktiziert, auch wenn Blackmore sagt, dies sei lange vorbei.

Das Leben in der Sekte ist harsch, wenn man aus ihr herauswill, so war das zumindest unter Warren Jeffs. Dieser warf viele Konkurrenten persönlich aus der FLDS und ehelichte dann deren Frauen, Annahme der Kinder inklusive. Blackmore gibt sich heute viel, viel moderater; er ist eine Art Softversion des gefürchteten Propheten. Das sieht man schon daran, dass Tochter Mary Jayne trotz ihre Areligiosität nicht verstoßen wurde und sogar in der Schule des Clans arbeitet. Gleichzeitig scheint die Polygamie-Rate innerhalb der

Gruppe insgesamt zu fallen, die für die fundamentalistischen Mormonen doch so wichtig ist. Einige haben nicht mehr als zwei Frauen, manche sogar nur eine. Die Tradition könnte in Bountiful aussterben, obwohl sie ein zentrales Element dieses merkwürdigen Glaubens ist.

Was ich selbst von der Reise mitnehme, ist dies: Ich habe mir in meinem Leben viel zu viele Gedanken über das Kinderkriegen gemacht. Familie ist für die Mormonen alles, für mich offenbar nichts. Man kann ihren Lebensstil verurteilen und über diese Verrücktheit lächeln, die wohl nur Religiosität in einem auslösen kann. Aber, gottverdammt, wie befriedigend muss es sein, wenn man in der Lage ist, seine Welt neu aufzubauen, nur durch die Frucht seiner eigenen Lenden? Und das macht in Form von Winston Blackmore ein kleiner, dicker Mann mit einem alten, weißen Chevy-Truck, der Kind 92 bei Schneematsch und etwas Eis zum Kieferorthopäden nach Cranbrook fährt, als sei das das Normalste der Welt. Ich kann einen gewissen Neid nicht unterdrücken. Nein, mehr als hundert Kinder möchte ich zwar nicht gezeugt haben. Aber so zwei oder drei hätten unser Leben sicher bereichert. Ich wäre gerne so unbeschwert in meinen jüngeren Jahren wie Blackmore gewesen, was das Thema Kinder angeht. Bei ihm gehören sie einfach dazu. Ich fluche innerlich auf unsere – ja, meine – europäisch-westliche Welt, die versucht, das Leben minutiös planen zu wollen. Unser absurdes Sicherheitsdenken hält uns davon ab, unserer eigenen Bestimmung zu folgen. Denn: Das Leben kann so einfach und kompliziert zugleich sein. Wir müssen es geschehen lassen, statt ständig Leben zu verhindern.

7 Die Jugend

Bloß nicht erwachsen werden.
Eine der Forderungen, die ich hier klipp und klar aufstelle, lautet: Habt eure Kinder *rechtzeitig,* also möglichst früh. Bei uns ist das furchtbar schiefgelaufen. Wir kamen erst mit Mitte dreißig auf die Idee, Nachwuchs zu bekommen. Wir dachten, das wird schon irgendwie, und es müsse ja nicht eher sein.

Ich will diese Tatsache, die sich im Nachhinein als Verantwortungslosigkeit mir selbst gegenüber erwiesen hat, nicht beschönigen. Aber diese Zeit, also zwischen dreißig und vierzig, ist jene, die in meinem bisherigen Leben am schnellsten vorübergezogen ist. Es gibt nur klitzekleine Ereignisse und einige große Momente, die die Leitplanken für mein Gedächtnis darzustellen scheinen.

Es stimmt schon: Je älter man wird, desto schneller vergeht das Leben, besonders dann, wenn man – wie wir Journalisten – den lieben langen Tag nichts anderes tut, als Informationen zu erfassen und zu verarbeiten. Jeder Vierundzwanzig-Stunden-Zyklus fühlt sich an, als fließe er in den nächsten, alles scheint sich zu wiederholen, wir stumpfen ein bisschen ab.

Dabei weiß ich im Umkehrschluss aber beispielsweise noch äußerst genau, wie ich mittlerweile vor über zwanzig

Jahren in die Hauptstadtregion kam. Ich kann mich an den konkreten Tagesablauf erinnern, als ich mit meinem besten Freund in einem von einem orangefarbenen Autoverleih gemieteten schwarzen Schwedenkombi (damals waren die noch kastenförmig, also schön) in die Stadt einfuhr mit meinem ganzen Umzugsgut. Ja sogar, was ich mir am Abend an der Tankstelle an Lebensmitteln gekauft habe (es war nichts Gesundes und ein Bier aus Norddeutschland).

Entsprechend nerve ich jüngere, kinderlose Kollegen heute auch regelmäßig damit, doch bitte darauf zu achten, was sie da so alles in ihrem Leben nach dem Abitur und dem Studium veranstalten. Merkt euch Sachen, sage ich dann, schreibt meinetwegen Tagebuch oder sorgt wenigstens dafür, dass eure Social-Media-Aktivitäten und die Smartphone-Fotosammlung ein vernünftiges Back-up haben. Sonst ist das alles *weg,* weil auch unser Gedächtnis sich augenscheinlich daran angepasst hat, dass wir heutzutage an jedem Ort der Welt jegliches Wissen jetzt und sofort abrufen können. Wir trainieren unser Gehirn also darauf, nur noch die wirklich wichtigen Dinge zu behalten, denn der Rest steht ja im Netz. Doch was ist wichtig? Das ist bekanntermaßen äußerst subjektiv, und unserem Hirn scheinen wir da leider auch nicht mehr so richtig trauen zu können. Es liebt schließlich *Reize,* die bevorzugt abgelegt werden, und die kommen mittlerweile von überall.

Wenn ich hingegen mit Menschen spreche, die in jungen Jahren Kinder hatten, kommen sie aus dem Redefluss nicht mehr heraus. Alles scheint aufregend zu sein, oft genug nervenaufreibend und stressig, aber jeden klitzekleinen Moment haben sie erfasst und können ihn nacherzählen. Für andere Eltern, die das alles kennen, ist das schrecklich langweilig. Ich hingegen finde es unendlich faszinierend, nicht erst seitdem ich weiß, dass ich steril bin, sondern schon immer.

Und es zeigt sich: Kinder sind ein ideales Mittel gegen den akuten Realitätsverlust, mit dem viele von uns Tag für Tag konfrontiert sind, während wir vor unseren Computern, Smartphones und Tablets sitzen und glauben, dass die Diskussionen auf Twitter, Facebook, TikTok oder Instagram irgendetwas mit dem echten Leben zu tun haben. (Das heißt nicht, dass es nicht auch Eltern gibt, die ihr Mobiltelefon dazu verwenden, sich von den Kindern abzulenken, was manchmal die Grenze des Verzeihbaren überschreitet. Ständig-erreichbar-sein-Mantra hin oder her.)

※

Im Tanach, im 1. Buch Mose, heißt es: »Und Gott segnete sie und sprach zu ihnen: Seid fruchtbar und mehret euch und füllt die Erde und macht sie euch untertan und herrscht über die Fische im Meer und über die Vögel unter dem Himmel und über alles Getier, das auf Erden kriecht.«

Das mit dem Erde-untertan-Machen ist ja momentan sehr umstritten, ebenso wie die Beherrschung von Fischen, Vögeln und dem anderen Getier – Klimakrise, Ende der Biodiversität, Extinction Rebellion (die Rebellion gegen das Aussterben) und so, Sie wissen schon. Fruchtbar sein und Sich-Vermehren bleibt meiner Meinung nach jedoch eine zentrale Aufgabe der Menschheit, auch wenn hier – wie überall – mal wieder alles mit allem zusammenhängt.

Wer in der DDR groß geworden ist, kennt das noch: Ein hohes Maß an Normalität beim Kinderkriegen in jüngeren Jahren, also spätestens in den Zwanzigern. Es gab genügend Krippenplätze, die eigene Umwelt lebte auch so, man machte das einfach mal mit der eigenen Familie, egal wie die äußeren Umstände waren.

Aber wie gehen junge Menschen in Deutschland heute mit dem Thema Kinderkriegen um? Was sind ihre Erwartungen und Vorstellungen? Ich muss mir dabei ein paar unangenehme Fragen stellen, denn meine Jugend ist eindeutig vorbei. Ich gehöre nicht einmal mehr zur Generation Y, die derzeit besonders akut mit der Problematik des Kinderkriegens hadert, also diejenigen Menschen, die bis Mitte der Neunzigerjahre geboren wurden. (Dass man diesen ein Peter-Pan-Syndrom, also eine Verweigerung gegenüber dem Erwachsenwerden nachsagt, halte ich übrigens für eine Übersimplifizierung.) Es wirkt auf mich so, als sei die Teilnahme an der Weiterführung unserer Spezies in den westlichen Ländern zu einer kaum zu bewältigenden Aufgabe geworden.

Warum das so ist, erfahre ich in einem Möbelmarkt im tiefsten Berlin-Lichtenberg von einem sehr netten jungen Ehepaar. Sie sind beide, wie sie erzählen, im sozialen Bereich tätig, in Jobs, für die man eine didaktisch anspruchsvolle Ausbildung benötigt, wenn nicht gar studiert haben muss. Gleichzeitig werden sie beschissen bezahlt.

Sie haben ihr Baby im Restaurant des Möbelmarkts dabei. Es schreit, und zwar ziemlich laut. Ich mache deutlich, dass mir das rein gar nichts ausmacht (im Gegensatz zu einem Großteil des gesamten weiteren kauenden Umfelds), und frage nach, wie sie das denn alles schaffen in diesem Alter.

Aus ihren müden Gesichtern entnehme ich Züge milder Güte aufgrund meiner naiven Unwissenheit. Es muss halt gehen. Das Kind war ein Wunschkind, obwohl es anstrengend ist. Sie sind mit all den Problemen konfrontiert, die man mittlerweile in Berlin – ja fast überall in Deutschland – hat, aber *sie machen das schon.*

Die Jobs sind nicht nur im Sozialen immer noch nicht gut genug bezahlt, die Mieten steigen ins scheinbar Unermessliche, wenn man überhaupt einen Besichtigungstermin erhält, vernünftige Betreuungsplätze sind selbst für Menschen mit etwas mehr im Geldbeutel kaum zu bekommen. Da hilft kein Heulen und Schreien, eine Bestechung schon gar nicht. Aber dennoch haben sie sich dafür entschieden, Nachwuchs zu zeugen, und es soll auch nicht das letzte Kind bleiben, das wissen sie ganz sicher.

Unterdessen geht die Frau mit dem Kind zum Wickelraum, und ich schaue mir den Mann genau an, während ich verständnisvoll zu lächeln versuche. Er wirkt erschöpft, aber glücklich.

Die neue Ernsthaftigkeit.

Erschöpfung ist ein gutes Stichwort. Ich habe in der Zusammenfassung einer Studie der University of Warwick in der Nähe des britischen Coventry gelesen, dass junge Eltern bis zu sechs Jahre nach der Geburt unter zu wenig oder zumindest unterbrochenem Schlaf leiden. Und dabei scheint es ziemlich egal zu sein, wie hoch das Einkommen eines Haushalts ist oder ob es sich um Alleinerziehende handelt. Alle pennen zu wenig.

Der Psychologe Sakari Lemola, der die Untersuchung geleitet hat, sieht darin nicht nur die Auswirkungen der schlichten Tatsache, dass Babys einfach anfangs nicht oder kaum durchschlafen – Mütter von Erstgeborenen kostet dies in den ersten drei Monaten mindestens eine Stunde pro Nacht –, sondern eine von den Eltern selbst induzierte Schlaflosigkeit auch in den späteren Jahren. Die »erhöhten Anforderungen und Verantwortlichkeiten in Verbindung mit der Rolle als Elternteil« rauben ihnen buchstäblich den Schlaf, obwohl »Kinderhaben für die meisten Eltern eine wichtige Quelle des

Glücks« sei. Was stimmt denn da nun, Glück oder Schlaflosigkeit?

Der Umgang mit Kindern ist heute ein anderer als in meiner Jugend. Während man sich in den Siebzigern und Achtzigern trotz aller Ängste und Hysterien – »Geh niemals mit dem ›Kinderfreund‹ auf dem Spielplatz mit«, »Fall nicht in die Heroinspritzen, sonst kriegst du Aids!« – vergleichsweise wenig Sorgen darüber gemacht hat, wohin man den Nachwuchs am Nachmittag abschiebt, reduziert sich der Bewegungsradius moderner kleiner Menschen immer mehr.

Laut einer Untersuchung der Online-Plattform Ernährung und Bewegung (peb) aus Berlin, die sich als Nichtregierungsorganisation laut eigenen Angaben für eine bessere Gesunderhaltung bei Jugendlichen und Kindern einsetzt, hemmen junge Eltern »oft den natürlichen Bewegungsdrang ihrer Kinder, statt ihn zu fördern«. Auffallend sei, »dass das Toben beziehungsweise Spielen im Haus mit 71 Prozent die häufigste Bewegungsaktivität von Kindern« ist. Der Junge muss an die frische Luft? Nichts da!

Nur rund sieben Prozent der Kinder spielten täglich auf einem Spielplatz, in einem Park oder einer Grünanlage und könnten sich so außerhalb der eigenen vier Wände austoben.

Und sind die Kinder draußen, dann sind sie nicht unabhängig, sondern unter Beobachtung. 43 Prozent der von der Plattform befragten Eltern stimmten der Aussage zu, »vor Angst das Kind niemals aus den Augen zu lassen«. Dabei werde ein Kind, das sich frei bewegt, schneller eigenständig. »Bewegung impliziert Loslassen und Fortbewegung, also eine Lockerung der Bindung, die oftmals von Eltern unbewusst abgelehnt beziehungsweise sogar gefürchtet wird.«

Gleichzeitig führt es zu etwas, was die peb-Experten »permanente Konfliktvermeidung« nennen. Damit gemeint ist, dass Medienkonsum und Lebensmittel (explizit außerhalb regulärer Mahlzeiten, die es sowieso zunehmend nicht mehr zu geben scheint) dazu verwendet werden, die lieben Kleinen ruhigzustellen. »Zum Teil werden Kinder bei jeder kleinsten Unlustäußerung (Hunger, Langeweile, Kummer oder Ähnliches) durch Essen, Trinken oder den Fernseher ruhiggestellt.« Dies sei vor allem auf den hohen Anspruch der Eltern zurückzuführen, das Kind solle »immer glücklich und zufrieden« sein. Zudem kommt es zur elterlichen Dauersorge, dass man dem Nachwuchs nicht ausreichend gerecht wird, egal wie man sich beim Elternsein anstellt. All das führt zu Stress, besagter Schlaflosigkeit und dem Gefühl, nicht zu genügen. In der schönsten Phase, die man mit seinen Kindern hat (haben sollte), kann sich das zum Albtraum entwickeln.

༄

In einem US-Magazin habe ich einmal gelesen, wie Bill Gates' Eltern den späteren Mitgründer des Software-Giganten Microsoft und dereinst reichsten Mann der Welt erzogen haben sollen. Angeblich hatte er schon im frühen Teenageralter enorme Freiheiten, konnte Nächte vor den Computerterminals der University of Washington verbringen – sicherlich unter den Augen amüsierter Professoren und älterer Studenten – und wurde auch nicht »angeschissen«, wenn er am Esstisch mal widersprach, was er offenbar häufiger tat.

Gleichzeitig sorgten Mutter und Vater dafür, dass der kleine Bill auch Dinge tat, die ihm keinen Spaß machten – igitt! – Sport oder Musik. Dabei lernte er, dass es nicht schlimm ist, wenn man auch mal scheitert, ein zentrales Element der viel beschworenen Resilienz, die uns allen zunehmend abgeht. Selbst Gates' Entscheidung, die Harvard University zu verlassen, unterstützten Mary und William Gates senior schließlich nach viel Heulen und Zähneklappern. Das lohnte sich: Bill Gates konnte Microsoft vorantreiben und wurde Milliardär, Abschluss hin oder her. Der Rest ist Geschichte und begleitet uns (fast) alle tagtäglich, wenn wir Word, Excel oder PowerPoint benutzen. Freiheit zahlt sich aus.

Zurück auf Anfang.
Während ich ein Buch darüber vollschreibe, was es für einen Mann bedeutet, keine Kinder haben zu *können,* gibt es immer mehr Menschen, die keine Kinder haben *wollen.*

Es müssen keine Antinatalisten sein, die aus Umweltschutzgründen keine Kinder in die Welt bringen möchten. Es sind ganz normale junge Leute. Stewart D. Friedman, US-amerikanischer Managementlehrer und Gründungsdirektor des »Work/Life Integration Project« an der Wharton School of Business der University of Pennsylvania in Philadelphia, hat 2013 ein Werk zu diesem Thema verfasst, das seinen Ausgangspunkt in einer generationsübergreifenden Untersuchung ehemaliger Studenten nahm.

Die Wharton School ist eine der renommiertesten Einrichtungen ihrer Art und gehört neben der Harvard Business School zu den Top-Instituten in den USA, wenn es darum geht, seinen Master of Business Administration (MBA) zu machen. Hier gehen diejenigen hin, die später einmal reich werden wollen oder es schon sind. Menschen wie der Milliardär Warren Buffett, Google-Boss Sundar Pichai oder Tesla-Gründer Elon Musk waren in Philadelphia in der Walnut Street. US-Präsident Donald J. Trump übrigens auch, womit er immer noch gerne angibt. Entsprechend sind die

Absolventen hochgebildet und signifikant über dem sozialen Durchschnitt der US-Bevölkerung anzusiedeln. Und, worauf ich hier hinauswill: Selbst *die,* also Menschen, denen man zutrauen müsste, Familie und Karriere unter einen Hut zu kriegen, wollen kaum mehr Nachwuchs haben.

Friedman kommt in seinem Buch mit dem schönen Titel *Baby Bust* zu dem Schluss, dass die Rate der Absolventen, die sich überhaupt Kinder wünschen, sich von 1992 (Generation X) bis 2012 (Generation Y, Millennials) halbiert habe – von einer Mehrheit (78 Prozent) auf unter die Hälfte (42 Prozent). Und: Einen großartigen Unterschied zwischen Männern und Frauen gab es nicht. Der Wunsch nach Kinderlosigkeit ist bei ihnen gleich stark, auch wenn die Gründe andere sind. Positiv: Männer und Frauen sind sich zunehmend einig, dass Karrieren beider Partner in einer Ehe möglich sein müssen.

Friedman steckt dabei den Kopf nicht in den Sand und wertet die Veränderung als Zeichen dafür, dass sich das Lebensverständnis von Mann und Frau grundsätzlich in Richtung Gleichberechtigung verändert beziehungsweise verschoben hat. Nun müssen Unternehmen sich an diese neuen Gegebenheiten anpassen, es den Menschen erlauben, doch noch Familie zu wählen, wenn sie das denn wollen – und zwar ohne, dass das negative Konsequenzen hat. Das wäre schön, erscheint mir dann aber doch als Trugbild. Es ist eine zu optimistische Sicht der Dinge, und die Entwicklungen der letzten Jahre lassen auch keinen anderen Rückschluss zu.

Grundsätzlich sehen die Chancen, dass Menschen wieder früher Kinder bekommen, eher schlecht aus. Das hat mit der aktuellen Lage auf dem Arbeitsmarkt und den tatsächlichen gesellschaftlichen Realitäten zu tun. Schon jetzt zeigt das die Statistik, und man hat nicht den Eindruck, dass sich das in absehbarer Zeit ändern wird. Die Leute heiraten nicht nur immer später (wenn sie überhaupt noch derart traditionell veranlagt sind), das Lebensjahr der Erstgeburt bei Frauen rutscht ständig weiter nach hinten.

Mir liegen Überblickswerte des Statistischen Bundesamts von 2000, 2005, 2010 und 2015 vor. Sie zeigen, wie die Zahl der Frauen, die zwischen zwanzig und vierundzwanzig Jahren – also dem biologisch besten Alter – Mutter werden, stetig schrumpft, von 16,7 Prozent auf 9,6 Prozent. Parallel dazu werden Mütter immer älter, insbesondere die Kohorte von fünfunddreißig bis neununddreißig Jahren wächst (von 13,8 Prozent auf 21 Prozent). Selbst die Quote der Mütter, die zwischen vierzig und vierundvierzig sind, hat sich seit 2000 mehr als verdoppelt – auf mittlerweile 4,6 Prozent. Und die Gruppe der dreißig- bis vierunddreißigjährigen Erstmütter ist seit fast zwanzig Jahren die größte.

Die Gründe für diese Entwicklung sind höchst widersprüchlich. Karriere, Hoffnungen auf Karriere, Selbstverwirklichung, Hoffnungen auf Selbstverwirklichung, Gleichberechtigung, Hoffnungen auf Gleichberechtigung – all das ist nicht weit voneinander entfernt.

Aus Großbritannien kommen Daten, die das veranschaulichen. Der Thinktank Institute for Fiscal Studies (IFS) – hier zitiert nach *BuzzFeed* – hat darin diejenigen, die in den Siebzigerjahren geboren sind (meine Generation) und diejenigen, die in den frühen Achtzigerjahren das Licht der Welt erblickten, verglichen. Die 2016 erfassten Werte besagen, dass die jüngere Generation im Königreich erstmals seit dem Zweiten Weltkrieg im frühen Erwachsenenalter nicht mehr verdient als ihre nur eine Dekade älteren Vorgänger. Die Wahrscheinlichkeit, Wohneigentum zu besitzen, sank rapide (in London muss man für eine durchschnittliche Dreizimmerwohnung längst Millionär sein), und der Anteil des Einkommens, der für die (zwingend notwendige) Miete aufgewendet werden muss, steigt bis an die Schmerzgrenze. Gleichzeitig ist es kaum mehr möglich, Vermögen aufzubauen, kaum jemand besitzt mehr als 50 000 Britische Pfund auf der hohen Kante.

Die Journalistin Kathrin Fischer schrieb 2012 in ihrem Buch *Generation Laminat,* das eine herausragende Zustandsbeschreibung dieses Lebensgefühls des langsamen Abstiegs darstellt, den es in den meisten wohlhabenden Ländern Westeuropas mittlerweile zu geben scheint, sie habe sich als Jugendliche nichts erträumt für ihre Zukunft, »außer: dass alles so bleibt, wie es ist«.

Fischer erzählt, wie es sich anfühlt, »dem Wohlstand beim Bröckeln« zuzusehen. »Denn ist es nicht so, dass die Arbeitsverhältnisse immer unsicherer werden? Dass es immer schwieriger wird, seinen Lebensunterhalt zu verdienen? Warum konnte mein Englischlehrer in den Achtzigerjahren Frau und drei Kinder ernähren und ein Haus bauen – von einem Gehalt? Warum kann ich das nicht mehr? Warum kann ich mir von einem durchschnittlichen Akademikergehalt nur noch eine Mietwohnung und Laminat leisten?«

Das war vor acht Jahren. Mittlerweile dürfte – zumindest in Großstädten wie Berlin, München, Hamburg, Köln, Frankfurt, Stuttgart, Dresden oder Leipzig – manch einer darüber nachdenken, ob überhaupt noch eine Mietwohnung drin ist vom mittleren Einkommen einer studierten Person.

Warum lassen wir das aber zu? Waren wir als Linke und Sozialliberale nicht dereinst angetreten, dass es alle einmal besser haben sollten? Mit der tiefen Überzeugung, dass allgemeiner Wohlstand und Wohlbefinden alternativlos sind.

Dass Eigentum verpflichtet, dass harter Neoliberalismus, wie wir ihn in den Achtzigerjahren nur aus den USA kannten, in der deutschen sozialen Marktwirtschaft keine Chance haben darf?

Das Gegenteil ist der Fall. Es existiert das Grundgefühl einer kollektiven Gefahr des Abstiegs, während die Gesamtwirtschaft boomt. Ein besseres Verhütungsmittel gibt es wohl kaum.

Und der Druck kommt heute von zwei Seiten. Von oben, vom Arbeitgeber, der immer mehr verlangt und dafür sorgt, dass wir mit unseren persönlichen Bedürfnissen zurückstecken, zu denen auch die Erfüllung des Kinderwunsches gehört. Und von unten, denjenigen also, die schon abgestiegen sind. Sie gemahnen uns wie die unglückseligen Bewohner des Hades (Arbeitsagentur), dass auch wir ins Reich des Höllenhundes Kerberos (Peter Hartz) hinabsteigen könnten, ohne dass es jemals einen Weg zurück ans Licht gibt.

»Seit 2000 beobachten wir eine sogenannte absolute Polarisierung: Es wurden in diesen unteren und oberen Bereichen nicht nur mehr Personen, sondern deren Einkommen hat sich auch noch weiter auseinanderentwickelt. Das heißt, die Ärmeren wurden ärmer und die Reicheren wurden reicher«, zitiert Fischer in *Generation Laminat* Jan Goebel vom Deutschen Institut für Wirtschaftsforschung.

Apropos Forschung: Wer an einer Hochschule arbeitet und jung ist, gehört mittlerweile mit nur wenig Pech zum Prekariat – dabei sind das jene gebildeten Personenkreise, von denen sich ein modernes Staatengebilde doch eigentlich den meisten Nachwuchs erhofft. Projektverträge sind mittlerweile mehr die Regel denn die Ausnahme. Positionen als Associate Professor oder Junior Professor werden zeitlich limitiert, und die Delinquenten hangeln sich von Zwei-Jahres-Job zu Zwei-

Jahres-Job. Haben sie die Festanstellung gepackt, lernen sie, dass eine Professur heutzutage bei Weitem nicht mehr so lukrativ und stressfrei ist, wie man dies von früher kannte.

»Ich rackere jetzt nicht mehr bis zum Umfallen, das lohnt sich nicht«, zitiert etwa die *Süddeutsche Zeitung* einen zweiundvierzigjährigen Medienwissenschaftler an der Uni Siegen, der sich 2012 darüber ärgerte, dass es Leistungszulagen für besonders aktive Einwerbung von Forschungsgeldern künftig nicht mehr gibt.

Der Trend ist nicht neu und gilt nicht nur für Deutschland, sondern für ganz Europa und die USA. Waren Menschen mit Doktortitel in den Vereinigten Staaten 1973 noch zu nahezu 80 Prozent in einer Vollzeitstelle beschäftigt, sind seit 2006 die sogenannten Postdocs in der Mehrzahl, oftmals mit Jahresverträgen, wie die wissenschaftliche Sammelzeitschrift »Science and Engineering Indicators« berichtet. Die Gesamtzahl der in Vollzeit beschäftigten Lehrenden war damals schon auf unter 70 Prozent gesackt – von 90 Prozent im Jahr 1973. Wer keine Vollzeitstelle hat, wird es sich als junger Wissenschaftler oder junge Wissenschaftlerin zweimal überlegen, ein Kind zu bekommen. Denn es wird zum teuren Lottospiel, ob man den Nachwuchs auch adäquat großziehen kann. Jordan B. Peterson, der kanadische klinische Psychologe, sagte bei einer Rede einmal, es sei eine ganz schlechte Idee, wenn man Menschen die Erziehung einer gesamten jungen Generation überlasse, die selbst prekär leben müssen. Dem ist nichts hinzuzufügen.

8 Norwegen: Ein Land zum Kinderkriegen

Ab in den Norden.
Meine Frau und ich kommen seit mittlerweile zehn Jahren immer wieder nach Norwegen, weil wir uns während eines Urlaubs in dieses Land verliebt haben. An der Westküste haben wir eine kleine Wohnung auf einer kleinen Insel gemietet, die uns nicht viel kostet. Sie ist gemütlich, wir können den Wind ums Haus pfeifen hören, den Regen ans Fenster prasseln sehen. Oder ans Meer gehen und am Fuß eines wunderschönen Bergs entlangspazieren. Es ist ein kleines Paradies, wenn man dieses Wetter mag.

Die – für Menschen, die nicht von zu Hause aus arbeiten, zugegebenermaßen luxuriös erscheinende – Idee war dabei: Nervt uns die Stadt Berlin, fahren wir nach Norwegen, und wird uns das ruhige Inselleben zu viel, geht es zurück nach Deutschland. Hinzu kam, dass meine Frau in Norwegen studiert und hier auch gearbeitet hat. Selbst ihren Führerschein machte sie zwischen Fjorden und Meer. Das Land hat uns also viel gegeben.

Außerdem hatte ich immer einen Traum, der mit meinen Baby- und Familiengründungsfantasien zu tun hatte: Wenn es mir gelingen würde, ein Kind zu zeugen, würde ich es vermutlich in Norwegen großziehen wollen. Das hat einen einfachen, aber auch einen etwas komplizierteren Grund.

Der einfache Grund ist, dass ich glaube, dass man den Ort, an dem man geboren ist oder an dem man zumindest als kleines Kind lebt, fest in seinem Herzen verankert und zu etwas macht, das einen sein Leben lang prägt. Wachse ich in Berlin-Kreuzberg in einer ewig verdreckten, von Radau, Kriminalität, Drogensucht und schlechter Luft geprägten Straße auf, komme ich womöglich später nie zur Ruhe, selbst wenn meine Eltern in genau dieser Straße ein 3,5 Millionen Euro teures Penthouse erworben haben, in dem ich leben darf.

Bin ich hingegen in Norwegen aufgewachsen, vielleicht auf genau dieser Insel, auf der ich mich beim Verfassen dieses Kapitels gerade befinde, weiß ich stets, was Wetter ist, was Einfachheit ist, was Wind, was Schnee, was selbst geangelte Fische, ein raues Meer sind oder Steine neben dem Weg, die ich selbst aufgeschichtet habe. Und ich mag es, dass die Leute ihr Auto hier noch abbremsen, wenn sie Kinder sehen und sie lächelnd vorbeilaufen lassen. Das gibt Vertrauen in die Vernunftbegabtheit seiner Mitmenschen.

Mein komplizierter Grund für ein Norwegenkind dürfte für Menschen aus Deutschland, die die letzten Wirtschaftskrisen nicht erlebt haben, kaum mehr nachvollziehbar sein. Er nennt sich Sorgenfreiheit. Das Land der Nordlichter ist eine der reichsten vom Meer umspülten Erdmassen dieses Planeten.

Der Staatsfonds, genannt Statens pensjonsfond, gespeist aus den Öleinnahmen, die sich die Norweger mit cleverem Steuerabzug bei Privatunternehmen und der staatlichen Öl- und Gasgesellschaft Equinor allgemeingesellschaftlich zunutze machen, ist der größte Geld-, Aktien- und Immobilienbatzen, den sich ein Souverän in der neueren Menschheitsgeschichte wohl jemals aufgetürmt hat. Er ist schlicht beeindruckend und verlangt Respekt vor einem Land, das in den Sechzigerjahren noch als Armenhaus Skandinaviens galt.

Nicht der Sovereign Wealth Fund (SWF) von Saudi-Arabien ist größer, nicht der von Abu Dhabi, nicht der von Alaska. Das reichste Gemeinwesen unseres Himmelskörpers nach reinem Fonds-Besitz berechnet – darunter sind beispielsweise gut 1,4 Prozent aller Aktien an den Börsen dieser Welt, Immobilien in den besten Lagen Londons, New Yorks oder Tokios und jede Menge Anleihepakete –, hat seinen Sitz in Oslo. Einer Hauptstadt, die von einer Millionen-Einwohner-Zahl noch weit entfernt ist, ein U-Bahn-Netz von vielleicht achtzig Kilometern Länge aufweist und in einem Land liegt, das nicht einmal doppelt so viele Bürger hat wie Berlin.

Das Wissen, dass da dieser riesige Staatsfonds herumliegt – jedem Norweger stehen rein rechnerisch ungefähr 175 000 Euro zu, je nachdem, wie die Börse gerade so drauf ist –, wirkt für die wundersamen Bewohner dieses Landes wie ein sanftes Ruhekissen. Der Wikinger muss nicht mehr zwangsweise raus in die Welt, er kann auch vor Ort tun und lassen, was er möchte. Die sich dadurch ergebende Gelassenheit kann man unter anderem daran erkennen, dass die Norweger kein Problem damit haben, teils enorm hohe Privatschulden aufzutürmen. Die reichen dann bis zum Schornstein, wie man hier sagt. Aber abbezahlt werden sie (fast) immer.

Während man in Deutschland selbst als gut ausgebildeter Mensch schnell das Gefühl bekommen kann, dass zwischen dem *guten* Leben und dem wirtschaftlich-gesellschaftlichen Todeskampf nur eine Kündigung liegt (und dank Hartz IV – ein Gruß geht raus an meine Freunde von der SPD und Bündnis 90/Die Grünen! – nach einem Jahr Arbeitslosigkeit auch faktisch droht), kennt man in Norwegen diese Angst nicht. Man weiß, der Staat ist im Notfall da, Jobs gibt es – kleine zwischenzeitliche Ölkrisen hin und her – genug, und im vergnüglichen Lebensablauf stören kann einen höchstens das Wetter. Vermutlich aber nicht einmal das, man ist es ja gewöhnt. In diesem Land gibt es sogar noch echte Streiks, bei denen nachher eine reale, dicke Gehaltserhöhung herauskommt. Und Sozialpartner, die sich noch als solche begreifen.

All das will sagen: Wer weiß, dass ihm oder ihr nichts passieren kann, lebt leichter, kann ruhig durchatmen und hat automatisch auch mehr Kinder, denn die kommen immer dann, wenn der Mensch es wirklich möchte. Und das tut man bei entsprechender wirtschaftlicher Glückseligkeit.

Dementsprechend lag die norwegische Geburtenrate im Jahr 2015 – das ich hier verwende, um die Verzerrungen durch die Flüchtlingszuzüge möglichst gering zu halten – bei 1,73 Kindern pro Frau, während man in Deutschland in jenem Jahr mit 1,47 Kindern pro Dame sehr laut »Rekord« geschrien hatte. Das reicht natürlich immer noch nicht zur Bestandserhaltung, die bekanntermaßen bei 2,1 Kindern pro Frau liegt. Aber die Norweger kennen das Problem und diskutieren es intensiv in der Politik.

Frauen soll der Alltag mit Kind erleichtert werden, aber auch den Männern, deren Chefs zumeist verinnerlicht haben, wie wichtig das alles ist. So gibt es ein höchst attraktives Elterngeld, das bis zu neunundfünfzig Wochen gezahlt wird, wenn beide Partner sich um den Nachwuchs kümmern. Und es wird von den Leuten wie selbstverständlich verwendet und funktioniert, keine nervige Warterei auf Ämtern mit Anträgen oder so, das läuft alles online mit pünktlicher Auszahlung auf den Tag genau. Wenn ich das Freunden in Berlin erzähle, die Fälle kennen, in denen Familien aufgrund der Überlastung der hiesigen Elterngeldstelle tief in den Dispo gerieten, sehen sie aus, als hätten sie in eine Zitrone gebissen.

Auch gibt es in Norwegen Kommunen, die mit »Lockangeboten« versuchen, die Menschen zum Kinderkriegen zu bewegen. Im urigen Olden in der von pittoresken Fjorden durchpflügten Provinz Sogn og Fjordane kam die Gemeinde kürzlich auf die Idee, Zugezogenen, die innerhalb von fünf Jahren nach dem Adresswechsel hier ein Kind in die Welt setzen, 50 000 Norwegische Kronen zu zahlen, was rund 5200 Euro entspricht. Gleichzeitig setzte man die Preise für Baugrundstücke herunter, was Familien, die Platz brauchen, freut.

∽

Natürlich ist auch in Norwegen nicht alles Gold, was glänzt, und die Geburtenrate tendiert aktuell wieder nach unten. Die Gesellschaft ist, auch wenn sie von Weitem sehr offen und liberal wirkt, besonders in ländlichen Regionen erstaunlich abgeschottet und für Zugezogene nur mit viel Mühe und Jahren harter Arbeit aufbrechbar. In ländlichen Regionen mit hoher Religiosität haben es Schwule und Lesben manchmal nicht einfach. Man zahlt für den Kindergarten Gebühren, genauso wie für die nachschulische Kinderbetreuung, ohne die man als arbeitender Elternteil nicht zurande kommt.

Dadurch, dass ein großer Anteil der Frauen bis ins hohe Management hinauf voll ins Arbeitsleben eingebunden ist – Norwegen legt beispielsweise großen Wert darauf, dass Aufsichtsräte nicht nur mit Männern besetzt sind –, hat man die gleichen Probleme, wie man sie aus Deutschland kennt. Wer kümmert sich um den Nachwuchs, wer um dessen Freizeitaktivitäten? Wer holt ihn aus der Schule ab, wer kontrolliert die

Hausaufgaben, sollte die moderne »Barneskole« überhaupt noch welche kennen?

Immerhin sorgen zumeist hohe Löhne selbst in alltäglichen Jobs dafür, dass ein Partner zu Hause bleiben könnte, wenn er das denn wollte – wobei es hier je nach Region große Unterschiede gibt. Die Immobilienpreise in Oslo sind mittlerweile derart verrückt, dass man zur Finanzierung – die Norweger sind natürlich mehrheitlich ein Volk der Grundbesitzer – oder auch nur zur Miete eines ausreichend großen Hauses für eine Familie zwei Gehälter braucht.

Was man in Norwegen aber noch immer gut erkennen kann, ist ein funktionierender Sozialstaat, wie wir ihn in glorreichen Vorzeiten sozialliberaler Glückseligkeit in Deutschland auch schon einmal hatten – so erzählen es mir zumindest meine Eltern mit Tränen in den Augen.

Dieser real gelebte Traum vom Wohlfahrtsstaat ist im Norden natürlich auf Öl und Gas gebaut, was auch noch Jahre so bleiben wird, selbst wenn die grüne Miljøparti De Grønne und Teile der Sozialdemokraten (Arbeiderpartiet) darauf pochen, dass sehr bald Schluss sein muss mit der CO_2-Dreckschleuderei, die so gar nicht zum hübschen Image des Naturwunderlands Norwegen passen will. Aber der Gedanke eines funktionierenden Gemeinwohls wäre sicherlich selbst ohne das Geld aus all den gut gepressten Dinosaurierkadavern, die noch unter dem europäischen Nordmeer liegen, in diesem Volk verankert.

Was mich bei meinen Reisen durch dieses Land außerdem immer wieder erstaunt, ist die Normalität, die Kinder hier noch repräsentieren. Man schickt sie, wie ich es aus meiner eigenen Jugend lebhaft in Erinnerung habe, nach der Schule einfach nach draußen zum Spielen, egal ob bei Regen, Sonne oder Schnee. Die Eltern haben dann ihre Ruhe und machen sich überhaupt keine Sorgen. Die Kinder sind deshalb häufig recht früh selbstständig, erledigen ihren Schulweg und ihre Gemeinschaftsarbeiten (»dugnad«) ohne Murren und entwickeln sich so zu autonomen Persönlichkeiten, die auf ihre Work-Life-Balance pochen und mich – sollten sie sich zum Taxifahrer berufen fühlen – gegebenenfalls am Flughafen im Regen stehen lassen, weil meine Maschine mal eine Stunde zu spät gelandet ist.

Auch die Kindergärten legen viel Wert darauf, dem Nachwuchs nicht zu viel Heizungsenergie zukommen zu lassen, was die lieben Kleinen abhärtet gegen Wind und Wetter. Herrschen dann mal Temperaturen knapp über zehn Grad plus und Sonnenschein, werden T-Shirt und Shorts herausgeholt. Das muss man ausnutzen, hey!

Natürlich lernen norwegische Kinder Geige, Mandarin oder Stenografie und sollen die Zukunftsvisionen ihrer Erzeuger in die Tat umsetzen. Aber irgendwie ist das alles viel, viel lockerer als in Deutschland, was mich zu der Forderung bringt, dass wir uns davon bitte und möglichst bald eine gewaltige Scheibe abschneiden. Helikoptereltern sind hier eine Seltenheit.

Auch das Alter, mit dem man in Norwegen sein erstes Kind bekommt, ist noch öfter ein anderes als bei uns. So sind wir mit einem Paar bekannt, das schon mit vierundzwanzig das dritte Kind erwartete, das dennoch voll im Berufsleben steht, ein Haus besitzt und keinerlei Anzeichen sozialer Verwahrlosung aufweist. Ganz im Gegenteil, die Leute machen jeden Moment den Eindruck, dass sie wissen, was sie da tun, ja, dass das *ihr Plan* gewesen war. Schulabschluss mit achtzehn, dann eine kurze Ausbildung, und ab ins Arbeitsleben. Der Mann hat seine jetzige Frau, die Tochter eines mit dem Vater bekannten Unternehmers, geehelicht, Kind eins mit einundzwanzig, dann schnell Kind zwei und drei, fertig ist der Familientraum. Heute ist man keine fünfundzwanzig. Die Standardprobleme existieren natürlich auch hier, Kinderkrankheiten, Erziehungsprobleme, zu viel iPhone und iPad, zu viel vom Videospiel »Fortnite« und von Netflix. Vielleicht später auch Drogen und Glücksspiel, weil man bei all der Sorglosigkeit noch einen echten Thrill sucht. Aber alles in allem funktioniert das System gut und so, wie man sich das vorstellt. Abenteuer ist, im Winter bei Schnee und Eis mit dem Geländewagen zur Arbeit in der Stadt zu kommen, weil die Inselgemeinde aus unerfindlichen Gründen nur einen Räumwagen besitzt und Busse sich auf der Landstraße quer gestellt haben.

Wie wir leben wollen.
Norwegen ist eine konstitutionelle Monarchie, genauso wie Dänemark (Margrethe II.) und Schweden (Carl XVI. Gustaf). Ich würde nicht behaupten wollen, dass die bessere Familienpolitik Norwegens mit den Blaublütern zu tun hat, auch wenn diese eine spaßige Patchworkfamilie darstellen, wenn man an die kommende Königsgeneration denkt. Kronprinz Haakon hat eine Bürgerliche geehelicht, die Mette-Marit heißt und einen Sohn in die Beziehung mitbrachte.

Es gab einen kleinen Skandal, als 2014 bekannt wurde, dass die Kinder des Kronprinzenpaars nicht wie gewohnt in eine öffentliche, sondern in eine teure Privatschule gehen sollten. Das wurde damit begründet, dass sie dort besser Fremdsprachen erlernen könnten. Die Familie musste sich in der Öffentlichkeit offensiv für diese Entscheidung verteidigen, was zeigt, wie wichtig besagte Normalität für diesen Land ist. Dass man sich noch ein Königs- und ein Kronprinzenpaar leistet, hat mit deren Vorbildfunktion zu tun, und wenn sie kein Vorbild mehr darstellen, passt das nicht mehr zusammen. Man wird sich im Osloer Schloss künftig zweimal überlegen, bevor man noch mal einen solchen Stunt wagt.

Genauso wenig fährt der König mit gepanzerter Limousine durch die Straßen – oder nur bei offiziellen Anlässen. Früher hat man ihn schon mal in der Straßenbahn gesehen, und die Osloer taten das, was sie immer in der Straßenbahn tun: in ihre Zeitungen starren oder nach draußen. Aber es wurde nicht geredet, nichts gesagt, der Mann nicht angesprochen. Er ist eben »einer von ihnen«.

9 Paartherapie

Und der Herr erschuf Adam. Und der Herr erschuf E.
Es war von vornherein klar, dass ich, sollte ich dieses Buch schreiben, meine Frau darin vorkommen lassen müsste, auch wenn sie der privateste Mensch dieses Planeten ist und hierfür eigentlich völlig ungeeignet. (Bin ich zu 90 Prozent extrovertiert und zu zehn Prozent introvertiert, ist das bei ihr genau umgekehrt.) Die Gründe dafür liegen auf der Hand: Erstens ist sie von meiner Sterilität mindestens genauso betroffen wie ich selbst. Und zweitens bin ich, zugegebenermaßen, ohne sie ziemlich wenig, um nicht zu sagen: nichts. Nicht nur als Familieneinheit; ich und der Hund alleine wären doch recht armselig. Nein, als Mensch. Denn sie, so klischeebeladen das auch klingen mag, vervollständigt mich. Wir streiten und haben unsere Probleme, sind voneinander genervt und manchmal zu sehr mit unseren jeweils eigenen Leben beschäftigt, aber der Kern unserer Beziehung hat noch nie gelitten, in den ganzen Jahren nicht, in denen wir zusammen sind.

Ich weiß, dass ich hier unendliches Glück gehabt habe. Und das ist keine Selbstverständlichkeit, wenn ich mir andere Menschen aus meinem Freundeskreis ansehe, die sich trotz Kindern getrennt haben und nun, nach einem schnellen zweiten Dating-Frühling, allein sind und leer.

Aber was hält meine Frau nun von unserer Situation, wie kommt sie damit klar? Ich wollte nicht einfach meine Beobachtungen aufschreiben, sondern sie dazu befragen. Deshalb folgt nun ein Gespräch mit E. – man könnte es fast eine Art Interview nennen –, weil das viel besser ist, als einfach nur alles aus meinem eigenen Gehirn zu kitzeln.

Wir sitzen auf unserem Berliner Sofa, es ist ein viel zu kalter Frühlingsabend, es regnet ein bisschen, der Hund liegt friedlich atmend in seinem Körbchen und pennt unter mindestens zwei Decken. Die Atmosphäre ist entspannt, wir haben uns Zeit genommen, miteinander zu sprechen, auch wenn es nicht einfach ist. Unser Alltag ist oft hektisch, aber das ist er ja bei vielen Menschen.

»Warum haben wir eigentlich keine Kinder, E.?«, frage ich meine Frau einfach ganz direkt.

»Weil die Umstände so sind«, sagt sie gelassen. »Du bist steril, und ich werde nicht jünger. Wir haben zu spät damit angefangen, an das Kinderkriegen zu denken und uns überhaupt mit dem Thema auseinanderzusetzen.«

Das stimmt. Es schwebte irgendwie über uns, wir dachten, wir haben noch Zeit.

»Die Nachfragen von unseren Familien haben eher genervt, ohne dass wir es richtig aufgegriffen hätten. Erst wolltest du nicht, dann ich nicht, dann wolltest wieder du, und dann wollte wieder ich«, sagt E.

»Machst du einem von uns Vorwürfe?«

Sie überlegt kurz. »Nein. Wir oder einer von uns meinte immer, dass das nicht der richtige Zeitpunkt wäre. Und nun ist die Situation, wie die Situation nun einmal ist. Ich weiß nicht, ob man das Erwachsenwerden nennen kann: sich damit abzufinden. Eigentlich darf jeder Mensch mit so einer Situation umgehen, wie es ihm entspricht und wie er es braucht. Es kann sein, dass es uns auch einfach zu gut ging, und wir wollten zu lange frei sein. Ohne Kinder kann man machen, was man möchte.«

Anders als meine Frau komme ich zum Zeitpunkt unseres Gesprächs trotz aller Versuche, mich mit der Situation abzufinden, noch immer nicht damit klar. Ich kann mir nicht vorstellen, niemals eigene Kinder in den Armen zu halten. Ich zweifele an Aspekten meiner Männlichkeit, an meinem Platz in der Welt, an der Frage, warum ich überhaupt existiere, wenn ich mich nicht fortpflanzen kann.

»Wie fühlt sich die Situation denn für dich an?«, frage ich.

E. antwortet, ohne zu zögern. »Sie ist, wie sie ist. Für mich hat sich nichts geändert. Ich liebe dich mit und ohne Kind. Ich wollte nie unbedingt welche. Es gibt Frauen, die sich das Leben ohne Kinder nicht vorstellen können. Ich bin hier anders.« E. wird still und schaut mich liebevoll an. »Wir reden ja regelmäßig darüber. Wenn du Kinder haben möchtest, bin ich zu allem bereit, was medizinisch machbar ist.« Ihre blauen Augen scheinen sich mit Tränen zu füllen. »Um ehrlich zu sein, ich hätte gerne gewusst, wie unsere Kinder ausgeschaut hätten. Ich denke da immer an einen Jungen, der so aussieht wie du auf dem Foto aus deiner Kindheit. Und es trifft mich sehr, zu spüren, dass du dich schlecht fühlst. Ich glaube, dass man es nur verstehen kann, wenn man selbst betroffen ist.«

Ich habe den Eindruck, als würde sich E. manchmal von unserem Problem emotional distanzieren. »Kann es sein, dass du die Sache von dir wegschiebst?«, will ich nun wissen.

»Du meinst, ob ich das Problem ignoriere? Eher nicht. Weil das für mich kein richtiges Problem ist. Wir sind gesund, arbeiten, machen Sport, gehen nett essen, verreisen, haben Spaß.«

E. hat recht, wir haben viele Gründe, dankbar zu sein.

»Als wir gemeinsam beim Arzt waren, stellte der fest, dass bei dir alles okay ist, dass du sogar deutlich mehr Eizellen hast, als dies bei Frauen deines Alters üblich ist«, sage ich.

»Das war eine Überraschung, nach allem, was wir gelesen oder gehört haben. Wir dachten ja immer, ich sei wegen meines Alters das Problem, nicht du. Aber bei mir ist alles okay.« E. schmiegt sich lachend an mich.

Ich freue mich darüber, dass wenigstens sie keine medizinischen Schwierigkeiten hat. Es ist leider eine weitverbreitete antifeministische Haltung, dass, wenn es mit Kindern nicht klappt, erst mal die Frau schuld ist. Dabei nimmt die Fruchtbarkeit unter Männern deutlich ab.

»Du hast mal erzählt, dass es einen Mann in deiner Familie gab, der keine Kinder hatte«, fährt E. fort. »Und da hat man die Fruchtbarkeit des Mannes trotzdem nicht infrage gestellt. Die Frau hingegen wurde von allen schief geguckt, als wäre sie das Problem. Dem Mann brachte man Mitleid entgegen. Ihm wurde wohl auch empfohlen, sich eine neue Frau zu suchen, wenn das mit dem Nachwuchs weiterhin nicht klappen würde.«

Ich erinnere mich an diese traurige Familiengeschichte. »Das stimmt, das war noch vor dem Zweiten Weltkrieg gewesen. Alle dachten, es liege an der Frau. Ich denke die ganze Zeit darüber nach, ob meine Sterilität vielleicht erblich ist. Es besteht zumindest die Möglichkeit, wie mir ein Arzt gesagt hat. Aber ich weiß, dass es in meiner näheren Umgebung keine direkten Vorfahren gibt, die betroffen wären. Das ist alles so komisch.«

Das Tabuthema.

Der Regen prasselt ein wenig stärker gegen die Scheibe, draußen bewegt sich ein Baum im Wind, während der Hund sich tiefer in seine Decken kuschelt. E. unterbricht unser nachdenkliches Schweigen.

»Es ist einfach das Leben. Aber es besteht auch die Möglichkeit, etwas aus der Situation zu machen. Wie anderen zu helfen, die in der gleichen Lage sind, beispielsweise mit deinem Buch. Dann hätten wir die Sache in etwas Gutes umgewandelt.«

Ich frage sie, was sie eigentlich von meinem Schreibprojekt hält.

»Ich könnte das nicht, mich so zu öffnen mit einem Problem, das mir so nahegeht. Aber ich hoffe, dass es dir hilft, damit klarzukommen. Ich sehe, wie dich das alles in den Tiefen deiner Seele getroffen hat. Wenn du das jetzt alles aufschreibst, kann es dir dabei helfen, die Situation zu verarbeiten. Es ist aber sicher nicht einfach, da du dich damit aus dem Fenster lehnst und dich angreifbar machst.«

Öffentlich mit dem Tabuthema Unfruchtbarkeit beim Mann umzugehen ist schwierig. Überhaupt herauszufinden, wie sich meine Sterilität auf mich selbst auswirkt, ist ein andauernder Prozess. Ich frage E., ob ich nach der Diagnose Sterilität anders geworden sei.

»Du bist nicht ernster geworden, und du hast dich auch nicht verloren. Aber du machst dir mehr Gedanken über das Thema Kinderkriegen, was du früher nicht so gemacht hast. Du denkst sogar in alle Richtungen, inklusive der gesellschaftlichen Entwicklungen, die da dranhängen.«

In diesem Moment interessiert mich unsere Gesellschaft aber herzlich wenig. Mir brennt eine wichtigere Frage auf den Nägeln.

»Hat meine Sterilität unsere Beziehung verändert?«

E. überlegt. »Ich würde sagen nein. Es tut mir weh, wenn ich manchmal darüber nachdenke, wie es dir geht. Oder wenn ich irgendwo Kinder sehe. Aber ich beziehe es nie auf dich. Ich denke auch nicht in Kategorien wie Schuld. Wieso solltest du Schuld haben? Es ist eine Tatsache, und so ist es.«

Ich hatte E. einmal erzählt, wie ich in einem Traum mit meinem Sohn, den ich auf den Bauch geschnallt habe, in Norwegen am Meer entlangspaziere und ihm Geschichten erzähle. Sie erinnert mich daran.

»Wenn ich daran denke, macht mich das sehr traurig. Wie könnte ich mich wegen deiner Sterilität von dir trennen? Du bist viel mehr als Kinderkriegen. Du kommst mir auch nicht unvollkommen vor, dadurch, dass du steril bist. Du bist mein Mann, und dabei bleibt es. Ich würde dich nie nur aufs Kinderkriegen reduzieren. Du gibst mir so viel Unterstützung, Verständnis und Liebe, dass mir dieses Nichtkriegen-Können von Kindern nichts ausmacht. Ich leide nur dann, wenn du leidest.«

Der Hund schnarcht leise, während meine Gedanken in meine jüngere Vergangenheit abschweifen. Am meisten, entsinne ich mich, habe ich während des medizinischen Prozesses gelitten. Dieses ständige emotionale Auf und Ab, das Hinterfragen meines eigenen Körpers und die widersprüchlichen Informationen der Mediziner. Deshalb frage ich E., wie sie mich während dieses Prozesses empfunden hat.

»Es gibt zwei Bilder von dir. Einmal, als wir beim Arzt waren, da warst du ein Mensch, man hat dir diese Verletzlichkeit angesehen, die Angst und die Betroffenheit. Das andere Bild ist die Person, die an die Sterilität mit wissenschaftlichem Interesse herangeht, was dir Abstand dazu gibt, einen Schutz bietet. Da hilft dir der Job als Journalist.«

Ich will nun wissen, ob sie anders mit mir umgeht als zuvor. Bemerkt habe ich nichts.

»Am Anfang, als die Diagnose feststand und du monatelang nichts dazu gesagt hast, wusste ich, dass es für dich sehr schwierig ist. Ich wusste, dass du darüber sprechen musst, habe das aber von meiner Seite aus nie angesprochen, weil mir klar war, dass es zu schwer für dich wäre. Ich glaube, ich habe dich sogar überzeugen müssen, mit deinen Eltern darüber zu reden. Vor allem mit deinem Vater von Mann zu Mann. Und ich glaube, dieses Gespräch mit ihm hat dir geholfen, dass er es verstanden hat, dass er dich unterstützt.«

E. druckst etwas herum, ehe sie mit ihren nächsten Worten herausrückt. »Außerdem erzähle ich dir manchmal Sachen nicht, die dir wehtun könnten. Etwa, dass mir Leute auf der Arbeit wieder Bilder von ihren Kindern gezeigt haben und ganz stolz sind. Oder dass ich zum Beispiel einen sehr coolen Kinderwagen gesehen habe oder irgendwelche Kinderkleider. Ich will dir das alles nicht immer auf die Nase binden, damit du nicht denkst, ich spreche das nur an, um meinen eigenen Schmerz auf dich zu projizieren. Oder dass du auf den Gedanken kommst, ich will dir das Gefühl geben, ich hätte das auch gerne.«

Frauensachen.

Manchmal zweifle ich daran, dass das Kinderkriegen wirklich nicht essenziell für E. ist, was ich jetzt versuche, möglichst diplomatisch auszudrücken: »Sagst du mir wirklich die Wahrheit, was deinen eigenen Kinderwunsch betrifft?«

Sie atmet tief durch. »Das Kinderkriegen ist für mich eine enorme Aufgabe und Verantwortung, die wir aber vielleicht auch zu übertrieben durchdacht haben. Bei meinen Eltern gab es das nicht. Kinder waren normal. Aber es ist manchmal für mich schwer, Mütter mit Kindern auf der Straße zu sehen. Es ist dann nicht einfach zu verstehen, dass wir es nie erleben werden: die Schwangerschaft, die Geburt, das Großziehen der Kinder.«

»Ich glaube, dass Männer es nicht nachvollziehen können, wie anstrengend Schwangerschaft und Geburt sind«, werfe ich ein.

»Frauen, die keine Kinder bekommen haben, auch nicht. Ich würde sagen, es ist nicht einfach ... Aber Männer können das nicht, also neues Leben auf diesen Planeten bringen. Das ist und bleibt Frauensache. Und ich habe den größten Respekt vor jeder Mutter.«

»Bist du eifersüchtig auf Menschen, die Kinder haben?«, frage ich unverblümt. Wir hatten noch nie ein Problem damit, offen und ehrlich miteinander zu sprechen.

»Manchmal schon, manchmal nicht. Es ist eine komische Situation. Es ist die Gewissheit, dass wir das nicht haben werden, die mich kurz traurig oder sauer macht. Andererseits weiß ich, wie schwer es sein kann, Kinder großzuziehen. Schlafmangel, Krankheiten, rund um die Uhr da sein. Und ich sehe, wie die Kollegen mit Kindern immer in einem Spagat leben, wenn die Kinder krank sind – und Kinder können oft krank sein. Abholen von der Kita, bringen in die Kita, Kita zu – und so weiter und so fort. All das wäre ganz anders als heute, und ich mag eigentlich, wie es heute ist. Auch wenn es herzlos und ein bisschen ›unweiblich‹ klingen mag.«

»Diese Ansicht dürftest du mit einer Menge moderner Frauen teilen«, pflichte ich ihr bei. »Die sind ständig in einer Zwickmühle. Sie wollen Frau sein, Mutter sein, gleichzeitig im Beruf nach vorne kommen, und um das zu erreichen, müssen sie wie Männer ›liefern‹, vielleicht sogar besser sein als sie. Das ist kein leichtes Leben. Und es gibt nach wie vor viele Vorurteile gegenüber Frauen mit Kindern. Entweder sind sie Rabenmütter, wenn sie Karriere machen – oder sie kümmern sich zu wenig um ihren Job, weil sie nur noch als Muttertier angesehen werden. Das ist ziemlich schwierig. Es müsste endlich mehr passieren. Bessere Betreuungsangebote oder ein höheres Kindergeld wären schon mal ein Anfang.«

Angst davor, dass ein Kind unsere Beziehung zum Negativen verändert hätte, hatten wir eigentlich nie. Was aber vielleicht auch mit der schlichten Naivität zu tun hat, die Kinderlosigkeit mit sich bringt.

Ich frage meine Frau, ob sie es eines Tages bereuen wird, keine Kinder gehabt zu haben.

»Das kann schon sein, ich weiß es nicht. Wie auch? Eigentlich bin ich ganz zufrieden mit dem, was wir haben. Aber es ist etwas, das man nicht mehr rückgängig machen oder ändern kann – und ich weiß nicht, wie sich das im Alter anfühlen wird. Ich hoffe, dass wir zumindest immer guten Kontakt zu unseren Nichten und Neffen haben werden. Ich hätte Angst vor einer Leere in meinem Leben, wenn du nicht mehr da sein würdest, weil du mein Seelenverwandter bist. Diesen Platz würde aber auch kein Kind füllen können. Und Kinder sind ja auch nicht dazu da, die Leere in unserem Leben auszufüllen.«

Ich werde ein wenig verlegen angesichts dieser Liebeserklärung und gehe kurz in die Küche, um Kaffee zu machen. Mit zwei Tassen in der Hand komme ich zurück ins Wohnzimmer und stelle sie auf den Tisch. E. sitzt noch immer auf dem Sofa und denkt nach.

»Es gibt viele alte Leute, die niemanden mehr haben. Andererseits gibt es auch Senioren mit Kindern, die trotzdem alleine sind. Was ist da besser? Ganz allein oder nur halb?

Du hast doch mal in einem Seniorenheim deinen Zivildienst gemacht, und du hast gesagt, dass das nicht leicht gewesen sei. Es sind leider oft sehr traurige Orte. Na ja. Wir sollten hoffen, dass meine Schwestern und deine Schwester ihren Kindern fest eingeprägt haben, dass sie uns nicht vergessen sollen, wenn wir alt sind. Dafür sind wir jetzt auch sehr nett zu ihnen!«

Ich mache mir Sorgen, was gesellschaftlich mit uns passiert, wenn es immer weniger Kinder gibt.

»Hast du Angst vor der Zukunft, davor, dass immer mehr Menschen keine Kinder haben?«, frage ich und schaue E. fest an.

»Kinder sind die Zukunft, das ist klar. Irgendjemand muss unsere Renten bezahlen oder uns im Altersheim pflegen. Man wird aber auch nicht bedeutungsloser oder blöder, wenn man keine hat. Diejenigen, die Kinder bekommen können, aber keine haben, sollten sich vor Augen führen, was das eigentlich bedeutet. Diese Chance, Kinder zu haben, einfach wegzuwerfen ist eine fast noch radikalere Entscheidung. Andererseits sehe ich den Staat in der Pflicht, jungen Leuten wirklich entgegenzukommen, damit sie in der Lage sind, das Arbeitsleben mit der Familie zu vereinen. Ohne eine solche Hilfe funktioniert es nicht.«

Es ist mittlerweile dunkel geworden, und wir gehen zu Bett. Ich kann nicht einschlafen. Meine Frau ist gebildet, hat einen Bachelor, einen Master, spricht vier Sprachen, drei davon auf muttersprachlichem Niveau, hat ihren Führerschein unter der norwegischen See und über den norwegischen Fjorden gemacht. Sie ist fachlich in ihrem Beruf hoch kompetent, sodass Abteilungen ständig versuchen, sie sich gegenseitig abzuwerben. Wenn jemand Kinder haben sollte, dann sie. Aber so ist es nicht.

Ich knipse noch einmal das Licht an. »Gibt es eigentlich etwas, was du anderen Frauen sagen würdest, deren Männer steril sind?«

»Ratschläge für einen Umgang mit einem sterilen Mann?« E. denkt kurz nach, schließlich antwortet sie: »Ich würde vorschlagen, ihrem Mann so weit wie möglich beizustehen. Es gibt ja viele Frauen, für die ist Kinderkriegen wichtig, und es wird sich die Frage stellen, ob die Beziehung auch ohne Nachwuchs funktioniert. Es gibt Adoption, Samenspenden und andere medizinische Möglichkeiten. Wer diese Schritte geht, muss sich aber auch bewusst sein, wie schwer sie sind. Wir haben ja inzwischen eine ganze Menge darüber gelernt, was es da alles gibt und was man tun kann. Es ist, das muss man sich klarmachen, alles ziemlich medizinisch und psychisch belastend und kompliziert. Aber ich glaube, wenn man den anderen liebt, kommt man da durch. Genauso wie ich weiß, dass wir beide da durchkommen.«

10 Adoption

Das fremde Kind.
Zeugungsunfähigkeit ist in unserer Gesellschaft nach wie vor ein großes Tabu. Männer reden extrem ungern darüber. Ich selbst bin mit der Thematik von Anfang an offen umgegangen, wenn auch vielleicht nur deshalb, weil sie so leichter zu ertragen war. Ich erinnere mich an das erste Gespräch mit meinem Vater. Wir gingen am Wohnort meiner Eltern in Süddeutschland durch eine Siedlung zum Haus meiner Schwester; der Wind machte den heißen Tag etwas erträglicher. Ich druckste zuerst etwas herum, ehe ich ihm sagte, dass ich wahrscheinlich keine eigenen Kinder bekommen kann. Er legte seinen Arm um meine Schulter, stellte Fragen, hörte zu, ließ mich reden, versuchte mich zu trösten und mir deutlich zu machen, dass das nicht das Ende der Welt sei. Ich war ihm dafür sehr dankbar. Meine Mutter machte sich hingegen sofort Sorgen darüber, was ein möglicher medizinischer Eingriff für mein Leben bedeuten könnte. Der Rest der Familie hörte viel zu und zeigte viel Mitgefühl. Ich fühlte mich aufgenommen und akzeptiert. Das geht sicherlich nicht allen Männern so, insbesondere in Kulturkreisen, bei denen das Kinderkriegen erste Männerpflicht ist.

Auch mit meinen engen Freunden habe ich meist ohne große Scham über das Thema sprechen können. Ich habe dann oft versucht, die Wunde zu erläutern, die das alles in mir gerissen hat. Manchmal gab es Mitleid, oft Mitgefühl und die Anmerkung, dass das doch alles nicht so schlimm sei.

Eine Frage, die mir häufiger gestellt wurde: »Warum adoptiert ihr denn nicht einfach? Es gibt so viele arme Kinder da draußen, die sich neue Eltern wünschen!«

Ich habe mir die Frage oft genug selbst gestellt und muss zugeben, dass ich darauf keine richtige Antwort habe. Ich wollte, vielleicht ist das eine Form von männlichem Selbsterhaltungstrieb, vielleicht ein bisschen Narzissmus, stets eigene Kinder haben – sobald mir endlich klar geworden war, dass ich welche haben möchte. Nur wenn es das eigene Kind ist, ist es ein Teil von einem selbst, dachte ich dann. Zumal es einfacher ist, dem Kind zu erklären, warum es sich auf eine bestimmte Weise verhält, wenn ich bestimmte Persönlichkeitsmerkmale von mir selbst kenne. (Selbst wenn das Verhalten auf die restliche Menschheit vielleicht komisch wirken mag.) Für mich war und ist es immer unsagbar tröstlich, zu sehen, was meine nächsten Angehörigen in ihrem Leben so treiben, wie sie mit Situationen umgehen, und ich dann erkenne: Ach, so speziell stelle ich mich nicht an. Ich wette jedoch, wenn man unsere Gehirnchemie untersucht, würde man ähnliche Abläufe entdecken.

Auf diese Weise habe ich auch lange schwelende Konflikte mit meinen Eltern in späteren Jahren begraben, weil ich festgestellt habe, dass ich nicht gänzlich anders bin. Kinder wollen sich immer möglichst harsch abgrenzen, aber viele Faktoren sind im eigenen Sein angelegt, man kann sie zwar bekämpfen, aber niemals ganz ablegen, wenn man sie nicht annehmen möchte. Es gibt einem etwas, was die Amerikaner mit dem Wort »closure« beschreiben: seinen Frieden mit sich selbst machen.

Ist das Kind nun adoptiert, wird es, besonders wenn es als Baby in die Familie kommt, sehr vieles (wenn nicht alles Wichtige) lernen, was von den Neueltern stammt. Doch ohne dem guten alten Karl Marx jetzt ans Bein pinkeln zu wollen, ist eben nicht alles dialektischer Materialismus, bestimmt das Sein eben *nicht nur* das Bewusstsein. Genetische Faktoren der biologischen Eltern wirken immer mit und gehen nicht weg, was man schon daran feststellen kann, dass viele adoptierte Söhne oder Töchter ab einem gewissen Alter mit zunehmender Faszination, Vehemenz und großer Regelmäßigkeit herausfinden wollen, woher sie denn *wirklich* kommen.

Ich war mir nicht klar darüber, ob ich bereit dazu wäre, eine Art Elternteil zweiter Gattung zu sein. Und meiner Frau wollte ich dies auch nicht zumuten, wenn ich schon derjenige bin, an dem es liegt, dass wir überhaupt in der Situation sind, über das Thema Adoption nachdenken zu müssen. Nein, es ist kein menschlicher Makel, aber es fühlt sich aus meiner Sicht leider wie einer an. Die meisten Männer sehen das ähnlich. Fragen Sie einfach mal in Ihrem testosterongeladenen Bekanntenkreis herum. Mit Horrorgeschichten über Kuckuckskinder möchte ich an dieser Stelle erst gar nicht anfangen.

⁂

Manchmal braucht man zur Wahrheitsfindung den Zufall – und Menschen, die im Flugzeug neben einem sitzen. Auf einem Flug zurück nach Berlin habe ich einmal einen höchst interessanten wie intelligenten Genforscher mit Schwerpunkt Pflanzengenomik und Nutzpflanzenbiologie getroffen. Er hatte noch keine Kinder, dachte darüber aber akut nach – induziert durch seine jüngere Frau und das Umfeld, in dem offenbar gerade alle schwanger wurden.

Weil wir uns innerhalb weniger Minuten gut verstanden und er auf mich den Eindruck machte, sich mit dem Thema durchaus beschäftigt zu haben, erzählte ich ihm nach einem kurzen Stoßseufzer, ich sei steril und gerade dabei, nach Lösungsmöglichkeiten zu suchen. Ich berichtete ihm auch von den Bedenken gegenüber einer möglichen Adoption, malte ihm obiges Bild von den eigenen Kindern, denen man so schön helfen könne, wenn sie mit sich selbst nicht klarkämen, weil man ihre Veranlagungen teile. Seine Antwort gab mir zu denken: »Und was machen Sie, wenn Ihr Kind nicht so ist, wie Sie es sich vorstellen? Sich also als Blödmann erweist? Haben Sie einmal darüber nachgedacht?« Es waren überraschende wie kluge Sätze, ein bisschen harsch, aber furchtbar ins Schwarze getroffen.

Die Aussage lautet also, etwas weiter aufgerollt und keinesfalls politisch korrekt: Wenn bei einem Adoptivkind etwas schiefgeht, es sich in der Schule als Psychopath erweist, der Drogenszene verfällt oder sich einem Mafia-Clan anschließt, kann man es stets darauf schieben, dass man nicht genetischer Urheber dieses kleinen Menschen ist. Man kann ihm nur helfen, ihn unterstützen, versuchen, ihm die bestmöglichen Startbedingungen zu geben. Entwickelt sich hingegen der biologisch eigene Nachwuchs zum Teufel in Menschengestalt, zum *diable humain,* ist man selbst schuld.

Die Praxis.

Lassen wir all diese philosophisch angehauchten Fragestellungen einmal beiseite und widmen uns den praktischen. Wie kann es mir als Mensch im Alter vierzig plus (inzwischen bin ich dreiundvierzig) überhaupt gelingen, ein Kind zu adoptieren? Bin ich dafür nicht schon zu alt? Wo liegen die Grenzen? Was ist möglich und was nicht, was sind die Voraussetzungen?

Die Landesjugendämter von Berlin und Brandenburg haben einen praktischen Ratgeber zum Thema Adoption herausgegeben. Als Zielgruppe bin ich schon einmal richtig. »Das derzeit meistgenannte Motiv zur Annahme eines fremden Kindes ist die eigene Kinderlosigkeit«, heißt es dort ganz lapidar. Bingo! Selbstlos sind Adoptionen also offenbar eher selten.

Wenn wir adoptieren wollen, müssen wir, so der Ratgeber weiter, zunächst eine Sache tun: loslassen. Es wird empfohlen, nicht das zu machen, was moderne Menschen so gerne tun: Multitasking, hier übertragen auf den Bereich Nachwuchsbesorgung. Man sollte also mögliche Therapieansätze gegen Sterilität nicht mit Adoptionsversuchen kombinieren. Das wird nicht gerne gesehen: »Medizinische Verfahren zur Überwindung der Kinderlosigkeit sollten beendet sein und keinesfalls parallel zum Adoptionsverfahren verlaufen.«

Die Landesjugendämter scheinen zu wissen, wovon sie reden. »Sie sollten die Auseinandersetzung mit der eigenen Kinderlosigkeit abgeschlossen und positiv verarbeitet haben«, wünschen sie sich. Ersteres verstehe ich, Letzteres (»positiv verarbeitet«) ist mir ein Rätsel. Wie lange braucht man denn für eine »positive Verarbeitung«? Wenn endgültig feststeht, dass medizinisch-biologisch nichts mehr geht? Ein ärztliches Attest gibt es dafür nicht. Ich, der ich noch mitten in diesem Prozess stecke, glaube, dass ich Jahrzehnte damit verbringen werde, womöglich bis zu meinem Tod.

Eine positive Nachricht gibt es aber dennoch. Ich dachte vorher, es existiere eine Altersgrenze nach oben, von wegen zu alte Eltern und so. Das entspricht aber nicht der Wahrheit. Eine feste Begrenzung gibt es nicht. Dennoch sollte

»der Altersunterschied zwischen den annehmenden Eltern und dem Adoptivkind … einem natürlichen Altersabstand entsprechen«.

Weiterhin muss nachgewiesen werden, dass ausreichend finanzielle Mittel vorhanden sind, »dass auch Entwicklungspotenziale des Kindes angemessen gefördert werden können«. Ganz reich muss man nicht sein, aber genügend Geld muss man haben, um einen adäquaten Lebensstandard für den neuen Nachwuchs zu sichern.

Die Berufstätigkeit muss passen, also genügend Zeit vorhanden sein – bei beiden Elternteilen. Man soll also kein Kind adoptieren, nur um es dann von einer Nanny betreuen zu lassen. Das ist explizit ein No-Go, denn so kann sich keine vernünftige Beziehung aufbauen. Da hat es dieser Nachwuchs besser als manch biologisches Kind aus Familien der besseren Gesellschaft, das schon in frühen Jahren mit bezahlten Babysittern kommunizieren muss.

Weiterhin brauchen adoptionswillige Paare ein polizeiliches Führungszeugnis (keine Vorstrafen), Gesundheitszeugnisse, um sicherzustellen, dass sie noch alle Murmeln beieinanderhaben, und sie müssen demonstrieren, dass es eine partnerschaftliche Stabilität gibt. Dabei helfen entsprechende Atteste, etwa aus einer Paartherapie.

Frisch Verheiratete dürfen noch nicht mitspielen, die Beziehung muss seit mindestens vier Jahren bestehen. Apropos Ehe: Diese ist, das klingt ein wenig retro, Pflicht. »Vermittelt werden Kinder nur an Ehepaare, da die gemeinschaftliche Adoption für das Kind mit hoher Rechtssicherheit verbunden ist.«

Bei Paaren ohne Trauschein gilt das nicht. Alleinerziehende sollten zudem nur unter bestimmten Bedingungen adoptieren können, etwa »zum Erhalt des vertrauten und für das Kind bedeutsamen Wohnumfeldes«. Da muss das Amt noch dazulernen, finde ich, und eine Anpassung an moderne Lebensrealitäten vornehmen.

Eine Adoption ist ein langer Prozess, der mit Frustrationen verbunden ist. In Berlin und Brandenburg setzen die Behörden eine Beratungsphase an, die nicht ganz ein Jahr dauert. Man muss Bewerbungsbögen ausfüllen und selbstreflektierend darstellen, wie das eigene Leben bis zu diesem Zeitpunkt verlief und warum man sich als Adoptivelternteil für geeignet hält. Es ist eine Form von Durchleuchtung, die aber dazu dient, dass das Kind die richtigen neuen Eltern bekommt – so zumindest die Hoffnung.

Dann heißt es: warten. Zwar existiert kein konkreter Zeitraum, in der eine Adoption durchgeführt sein muss – auch wer besonders lange wartet, erwirbt sich keine Vorteile. Aber immerhin heißt dies, dass man unerwartet schnell ein Kind erhalten kann, wenn es »passt«.

Die Entscheidung trifft stets die Vermittlungsstelle der Landesjugendämter. Diese betonen, sie wählten das für das vorhandene Bewerberpaar »am besten geeignete« Kind aus. Man möchte in den entsprechenden Sitzungen der Mitarbeiter und Mitarbeiterinnen Mäuschen spielen, doch die sind selbstverständlich geheim.

Die Problematik, dass das Adoptivkind gesundheitliche Beeinträchtigungen – seien sie körperlich oder psychologisch – haben könnte, wird dort beachtet, und man will in solchen Fällen beraten und helfen.

Damit hier nichts verloren geht – auch im Sinne möglicher medizinischer Behandlungen: Die Behörden dürfen entsprechende Informationen bis zu sechzig Jahre nach der Geburt eines Adoptivkindes aufbewahren. Die neuen Eltern sollen dabei auf dem aktuellen Stand sein: »Der bisherige

Entwicklungsverlauf und besondere Ereignisse aus dem bisherigen Leben des Kindes werden Ihnen mitgeteilt.«

Lange Zeit waren Inkognito-Adoptionen die Regel: Weder Kinder noch Eltern wussten über die Herkunft Bescheid, und es gab keinen vernünftigen Weg, dies zu ändern. Das führte zu viel Leid, auch wenn es zunächst logisch und »gesund« klang, dass es diesen unwiderruflichen Trennungsprozess gibt. Aber der Mensch ist eben nicht so.

Steve Jobs, der Mitbegründer des Computerkonzerns Apple, ist hier als ein klassisches Beispiel zu nennen. Er war Sohn von Abdulfattah Jandali, einem syrischen Millionärssohn, der heute im US-Kasinogeschäft in Reno tätig ist, und Joanne Schieble. Beide hatten sich an der Uni kennengelernt. Als Schieble schwanger wurde, zwangen ihre Eltern sie dazu, den kleinen Steve zur Adoption freizugeben, da ihnen die Beziehung mit Jandali nicht in den Kram passte. Das Baby kam schließlich in die Familie von Paul und Clara Jobs aus dem Arbeitermilieu, obwohl Schieble Akademiker bevorzugt hätte. Der kleine Steve landete schließlich im Silicon Valley – und der Rest ist, wie man so schön sagt, Geschichte.

Erst in späteren Jahren gelang es dem Apple-Chef, der 2011 verstarb, zuerst seine Schwester Mona Simpson und später auch seinen Vater zu finden. Mit Letzterem wollte er aber keinen Kontakt haben. Es gab in ihm offenbar noch immer eine Wut, zur Adoption freigegeben worden zu sein. Selbst bei einem zufälligen Treffen gab sich Jobs nicht als Sohn zu erkennen. Nur einige E-Mails tauschten die beiden kurz vor seinem Tod noch aus.

Die deutschen Vermittlungsstellen sehen zum Glück Alternativen zur Inkognito-Adoption alten Stils vor. Es gibt auch noch halboffene sowie gänzlich offene Adoptionen – bei Letzterer kennen sich alle, doch sie ist relativ selten.

Die halboffene Variante klingt für mich auf den ersten Blick wie die vernünftigste. Man kann damit den leiblichen Eltern nach einer Adoption zunächst einmalig begegnen, wobei bei dem Treffen keine Namen genannt werden. Es ist aber möglich, dabei Fotos des Kindes zu zeigen. Anschließend dürfen weitere Kontakte folgen, wenn dies gewünscht ist – allerdings nur unter Einbeziehung der Adoptionsstelle. Wie das im heutigen Social-Media-Zeitalter funktionieren soll, ist mir jedoch nicht klar. Zumindest muss man äußerst bewusst damit umgehen. Und ob die abgebenden Eltern sich wirklich an die Kontakteinschränkung halten? Man weiß es nicht. Im Sinne des Kindeswohls ist dies aber einen Versuch wert.

Für die leiblichen Eltern ist das alles sicherlich schwer. »Die abgebende Mutter erhält Informationen über das Kind und sein Wohlergehen. Dies nimmt ihr nicht nur Sorgen, sondern gibt ihr auch die Möglichkeit, mit Schuldgefühlen umzugehen«, schreiben die Landesjugendämter von Berlin und Brandenburg. Ihnen sollen damit psychische Probleme erspart werden. Das finde ich äußerst sinnvoll.

Und was ist mit dem Kind? Wie wird es damit umgehen, adoptiert zu sein? Ein Stochern im Nebel soll hier verhindert werden. Es gibt stets die Möglichkeit, sich über die Adoptionsvermittlungsstelle zu informieren, wo man herkommt. Allerdings bremst sie auch hier und wird versuchen, schriftlichen Kontakt herzustellen. Da Akten wie erwähnt bis sechzig Jahre nach Geburt des Adoptivkinds aufbewahrt werden, dürfte dies in Deutschland kein Problem darstellen.

Ist die Adoption genehmigt, beginnt die Pflegezeit. Sie dauert mindestens ein Jahr, es kann aber auch länger werden. Erst nach deren erfolgreicher Absolvierung – das Amt bleibt beteiligt – erklärt das Familiengericht das Kind für tatsächlich adoptiert.

Babys können frühestens acht Wochen nach der Geburt zur Adoption freigegeben werden, solange beide Elternteile dieser zustimmen.

Als bekannte Alternative – man kennt es aus diversen Reality-TV-Sendungen – bliebe noch die Möglichkeit, im Ausland nach einem Adoptivkind zu suchen. Hier spielen sich regelmäßig unfassbare Dramen ab. Bei den Berliner und Brandenburger Landesjugendämtern ist man sich dieser Situation bewusst. Viele adoptionswillige Eltern wollen nämlich wissen, in welchem Land die Chancen auf ein Kind am größten seien. In dem Ratgeber heißt es: »Diese Frage lässt die Vermutung aufkommen, dass Sie ein Kind, egal aus welchem Land, Hauptsache schnell suchen. Antrieb ist allein Ihr Kinderwunsch, und das Herkunftsland wählen Sie danach, wo die Erfolgsaussichten am größten erscheinen. Diese Herangehensweise versperrt Ihnen den Blick für die Besonderheit der internationalen Adoption, die normalerweise eine interkulturelle Adoption ist.« Ausländische Adoptivkinder suchten lebenslang nach ihrer Identität und kämpften mit der Frage nach den eigenen Wurzeln, und »für diesen Auseinandersetzungsprozess brauchen sie Adoptiveltern als Wegbegleiter, die eine gewisse Sympathie für die Menschen aus ihrem Herkunftsland empfinden«. Die sowieso herausfordernde Aufgabe dürfte das signifikant erschweren.

Drang zur Selbstoptimierung.

Nach all diesen Informationen ist mir etwas schwindlig zumute. Ich erkenne, dass die Entscheidung zur Adoption eines Kindes eine mindestens gleichwertige Tragweite hat, wie eigenen Nachwuchs in die Welt zu setzen. Die Frage, was E. und ich tun werden, ist zu diesem Zeitpunkt nicht zu beantworten.

Es hat auch eine moralische Dimension, denn man tut, wenn man es richtig macht, einem anderen Lebewesen viel Gutes. Aber es kann eben auch schrecklich schiefgehen.

Ein Kind zu adoptieren verlangt von den Neueltern ein enormes Maß an Verantwortungsbewusstsein ab, und man kann nur hoffen, dass die Vermittlungsstellen ausreichend finanziell und personell ausgestattet sind, ihren Job vernünftig zu machen. Sonst hat man unter Umständen ein echtes Problem.

Eines ist bereits vorhanden. Vor einiger Zeit schrieb die *Frankfurter Allgemeine Zeitung*, die Zahl der Adoptionen habe sich laut Statistik in den letzten fünfundzwanzig Jahren mehr als halbiert. »Gleichzeitig ist der Anteil jener Adoptionen gestiegen, bei denen ein Kind vom neuen Partner eines Elternteils adoptiert wurde. Das bedeutet, dass die klassische ›Fremdadoption‹ noch seltener geworden ist, als es die rückläufige Gesamtzahl verdeutlicht.« Im Jahr 2015, der letzten in dem Artikel verfügbaren Zahl, heißt es, es habe noch 3800 Adoptionen insgesamt gegeben. Ein Vierteljahrhundert zuvor waren es noch 8400 gewesen. Nimmt man nur die »echten« Adoptionen, also solche, bei denen nicht das Kind des anderen Elternteils angenommen wird, kommt man auf die für 2015 sehr bescheidene Zahl von 1000. Fünfundzwanzig Jahre zuvor wurden noch 4000 »echte« Adoptionen gezählt.

Es gibt aber auch gute Nachrichten – jedenfalls für Menschen, die früher lange warten mussten, bis sie ihren Nachwuchs in die Arme schließen konnten. Die Chancen, ein Kind annehmen zu können, sind gleichzeitig gestiegen. 1992 kamen pro möglicher Adoption neunzehn Bewerbungen wollender Eltern. Diese Zahl schrumpfte 2015 auf sieben, so die *FAZ* unter Berufung auf das Statistische Bundesamt. Als mögliche Gründe wird über die Erfolge in der Reproduktionsmedizin spekuliert, was ich angesichts meiner eigenen Situation ein bisschen zum Lachen finde. Aber perfekt für die Leute, bei denen es geklappt hat! Mögen sie wohlbehalten durch die Hochs und Tiefs dieser langen Reise gekommen sein!

Natürlich gibt es auch bei Adoptionen »gute« und »schlechte«, »einfache« und »komplizierte«. Während Menschen, die in der Lage sind, auf natürliche Weise Kinder zu haben, durch Pränataldiagnostik sicherstellen wollen, dass der biologische Nachwuchs auch wirklich gesund ist, suchen sich potenzielle Adoptiveltern zunehmend ungern solche Kinder aus, die einen »besonderen Bedarf« haben, sei er nun körperlich oder psychologisch.

»In einer Gesellschaft, in der der Drang zur Selbstoptimierung immer weiter voranschreitet, steigt der Druck und der Wunsch, ein gesundes Kind großzuziehen«, zitiert die *FAZ* die Leiterin der Gemeinsamen Zentralen Adoptionsstelle für Hamburg, Bremen, Niedersachsen und Schleswig-Holstein, Gabriele Scholz. Darunter leiden Kinder mit Behinderungen ebenso wie ältere, die »unbeliebter« sind als Babys. Es ist ziemlich grausam, wenn man schon so früh erfahren muss, dass es auf dieser Welt nicht immer gerecht zugeht.

Trotz des guten Zuredens aus unserem Bekanntenkreis, dass es so viele Kinder da draußen gibt, die liebevolle Adoptiveltern suchen, haben wir uns doch dagegen entschieden. E. und ich haben lange darüber nachgedacht und diskutiert, ob eine Adoption für uns infrage kommt. Doch wir wollten erst alle Möglichkeiten ausschöpfen, die uns medizinisch für eigene Kinder bleiben. Und ich muss zugeben, dass uns auch der bürokratische Aufwand viel Angst gemacht hat. Ich bin wohl das beste Beispiel dafür, wie wichtig es ist, dass man den Prozess der Verarbeitung einer Zeugungsunfähigkeit zunächst abschließen sollte, bevor man sich für eine Adoption entscheidet.

11 Die Zukunft

Wenn alle so sind wie ich.
Eigentlich hatte ich vor, passend zu diesem Sachbuch einen Science-Fiction-Roman zu verfassen, der eine Gesellschaft zum Inhalt hat, in der die meisten Menschen in meiner Situation sind – und der schildert, was das für Auswirkungen haben könnte. Vielleicht mache ich das ja noch. Gänzlich unwahrscheinlich ist ein solches Szenario jedenfalls nicht, wie wir inzwischen wissen.

Erschwerend kommt hinzu, dass sich die Rollenbilder beim Mann massiv verändern, und zwar nicht erst, seit der Begriff der »Identitätspolitik« in aller Munde zu sein scheint. Frauen fordern ihre viel zu lange unterdrückten sozialen wie sozioökonomischen Rechte ein, ebenso tun das Schwule, Lesben, Bi- und Transsexuelle sowie non-binäre Menschen (sonstige Geschlechter müssen Sie sich an dieser Stelle dazu denken).

Ich habe selbst und auch in meinem großstädtischen Freundeskreis festgestellt, dass das alles auf den »klassischen Mann«, sollte es den überhaupt noch in Reinform geben, komplexe Auswirkungen hat. Einerseits haben wir das Gefühl, es irgendwie verdient zu haben, schließlich war es über Jahrhunderte das Epitom des Seins, männlichen Geschlechts zu sein, gerne auch mit weißer Hautfarbe und aus Europa stammend. Andererseits existieren enorme Verlustängste und eine oft unterdrückte Wut, weil man das Gefühl hat, nie Sieger gewesen zu sein. Dabei wollen alle einem einbläuen, dass das so wäre und man habe doch jetzt bitte den Titel endlich abzugeben.

Viele heterosexuelle Männer wissen heute nicht mehr, wo oben oder unten ist, wo links oder rechts. Sie versuchen, sich an veränderte Erwartungen anzupassen, auf die Wünsche ihrer Partnerin einzugehen, für ihre Kinder richtig da zu sein. Gleichzeitig fallen alte Image-Vorgaben weg. Der berühmte Macho ist out, dennoch mögen es viele Frauen irgendwie doch, wenn Männer weiter männlich sind. Es ist, da trifft es der klassische Facebook-Beziehungsstatus wirklich, kompliziert.

Wenn dann noch das zentrale Element der Männlichkeit, die Möglichkeit, sich fortzupflanzen, wegfällt, fragt man sich leicht, was noch bleibt. »Wann ist ein Mann ein Mann?«, kommt einem da Herbert Grönemeyer in den Sinn. (Wie einfach sie doch waren, die Achtziger!)

Ich frage mich das mittlerweile fast jeden Tag. Was wir brauchen, ist das Bild eines neuen Mannes, mit dem alle – wirklich alle – klarkommen. Diese Debatte wird nicht einfach, und es gibt genügend gesellschaftliche Parteien, die keine Lust haben, sie zu führen. Ich führe hier lediglich Lösungsansätze auf, möchte also bitte nicht geschlagen werden.

༄

Es gäbe da zum einen den extremen Ansatz: Man kann eine Systemumstellung vornehmen und Rollenbilder abstoßen, selbst wenn man heterosexuell bleibt und keine queeren Tendenzen hat. In Asien kann man das schon feststellen, wo es den Trend zum »grasfressenden Mann« (*herbivore man*) gibt. Diese Männer lehnen es ab, Teil des alten Systems zu sein, wie sie sagen. Dafür haben sie verschiedene Motivationslagen, die man bei genauerer Betrachtung durchaus nachvollziehen kann. Sie wollen nicht verletzt werden (oder wurden früher verletzt) und wagen sich daher nicht mehr vor (oder haben keine Lust dazu, ist ja auch anstrengend). Sie warten lieber darauf, dass die Frau den ersten Schritt macht. Sie weigern sich, die traditionelle Rolle des Haushaltsvorstands anzunehmen, der das Geld in die Wohnung bringt, übernehmen Arbeiten, die zuvor eher Frauen erledigt haben, ohne das wie »männliche Männer« als würdelos zu begreifen – vom Kindermädchen über die Krankenschwester bis zur Raumpflegerin im Hotel (ich benutze hier bewusst die jeweils weibliche Form, denn das ist den *herbivore men* ziemlich egal). Männer evolutionieren so zu etwas Neuem, das kann funktionieren, muss aber nicht.

Die weniger extreme Lösung ist die bereits angestoßene Veränderung. Die muss den Männern aber auch etwas bringen, sonst wird sie nicht angenommen und der Status quo mit Klauen und Zähnen verteidigt. Wir brauchen eine Belohnung, Zuckerbrot und Peitsche. Das geht den meisten feministischen und queerintersektionellen Manifesten völlig ab und führt zu Konflikten, die zu Frust (und schlimmstenfalls Gewaltausbrüchen) führen.

Dem Mann muss also zum Beispiel erlaubt sein, dass er nicht mehr immer der Chef sein *muss*. Das ist keine Aufforderung zum allgemeinen maskulinen Slackertum. (Tatsächlich steigt das Bildungsniveau bei Frauen – und damit ihr Potenzial für Führungspositionen – im Westen signifikant schneller als beim Mann. Schauen Sie mal auf die Jahrgangszahlen der Universitäten.) Das ist die Aufforderung, Männern die Möglichkeit zu geben, etwas von den Gewichten abzulegen, die sie lebenslang auf ihren Schultern tragen. Es muss okay sein, wenn ich als Mann bei meinen Kindern zu Hause bleibe – und ich darf dabei nicht aussehen, als hätte ich keinen Schniedel zwischen den Beinen. Wir sind hier nämlich erstaunlicherweise weniger weit, als wir es allgemein behaupten. Und daran sind nicht nur andere Männer, sondern auch Frauen schuld, die insgeheim veraltete Rollenbilder in ihren Köpfen haben, von denen sie ebenso insgeheim nicht abrücken wollen.

Emotional zu sein und mit seinen Gefühlen in Verbindung zu stehen scheint mit Männlichkeit ebenfalls wenig zu tun zu haben, so zumindest das Klischee. Aber das ist totaler Quatsch. Auch hier müssen wir Räume schaffen, die derzeit nicht bestehen. Nur so bekommt der Mann die notwendige Luft, sich in seinem Rollenbild anzupassen, wie es von ihm in einer modernen und liberalen Gesellschaft verlangt wird.

Wie wir uns verändern.
Wenn wir wissen wollen, wo die Reise künftig hingeht, müssen wir uns die Generation Z anschauen, also jene Menschen, die ab Anfang der Neunzigerjahre geboren wurden.

Neulich konnte man in der britischen Wochenzeitung *The Economist* erfahren, dass der Anteil der Achtzehn- bis Neunundzwanzigjährigen in den Vereinigten Staaten, die in den letzten zwölf Monaten keinen Sex hatten, sich im Zeitraum von 2008 bis 2018 auf 23 Prozent mehr als verdoppelt hat. Das Blatt sprach von einer »Sex-Rezession«, ausgelöst durch die Tatsache, dass die jungen Menschen sich aus Furcht vor einer neuen Finanzkrise lieber auf ihre Arbeit als auf geschlechtliches Beisammensein konzentrieren. Besonders betroffen sind dabei Männer, bei denen sich die Anzahl zölibatär lebender Personen unter dreißig seit 2008 mehr als verdreifacht haben soll. Sexlos lebende Frauen der gleichen Altersklasse gab es ebenfalls mehr, allerdings »nur« acht Prozent in den letzten zehn Jahren.

Als mutmaßliche Gründe gibt der *Economist* eine stärkere Technikverwendung beim Mann samt höherem Pornokonsum an, die zu einem schlechteren Sozialverhalten führe, sowie die MeToo-Bewegung für mehr Frauenrechte, die Männer befürchten lasse, sie könnten sich Belästigungsvorwürfen ausgesetzt sehen. Ob sich im Umkehrschluss sozial etwas geändert hat, also die Frauen stärker auf die Männer zugehen, wurde leider nicht kommuniziert.

Weiter war zu hören, dass die Studenten an einer großen Universität in der Nähe von Chicago zur Hälfte auch nicht mehr bereit seien, sich auf One-Night-Stands und ähnliche Elemente der Hookup-Kultur einzulassen, die in den Neunzigern noch blühte. Tinder & Co. sind nur scheinbar hilfreich. Moderne Technik, die das sexuelle Zusammenkommen der Menschen potenziell erleichtern könnte, macht es sogar schwieriger, weil es eine kommunikative Herkulesaufgabe ist, das digitale Gegenüber überhaupt davon zu überzeugen, sich einmal im *real life* zu treffen. Und dann stellt sich noch die Frage, was denn bitte danach passiert, nach dem Sex, nach der darauf womöglich folgenden Partnerschaft. »Wir interessieren uns nicht mehr dafür zu heiraten, also was machen wir überhaupt?«, zitiert der *Economist* eine Studentin. Man kann über alles offen reden – persönliche Nerdigkeit, sexuelle Präferenzen, Gender-Überlegungen, queeres Leben und so weiter – ob man einen Sinn in dem findet, was man da tut, ist eine gänzlich andere Frage.

Wer in die Retro-Ecke abrutscht, also doch noch geheiratet hat und Kinder bekommen möchte, wird mit weiteren

Wahlmöglichkeiten konfrontiert, für die es keine einfachen Lösungen gibt. Nehmen wir einmal an, alles ist soweit okay, beim Mann wie bei der Frau. Aber wann ist dann die richtige Zeit, Nachwuchs zu bekommen? Die Debatte möglichst lange aufschieben, weil es mittlerweile technisch ja zu gehen scheint? Gegebenenfalls landet man auf diese Weise in der Situation, mit der meine Frau und ich gerade konfrontiert sind. (Infertilität kombiniert mit eigentlich zu hohem Alter.)

Social Freezing von Eizellen bei der Frau und das Einfrieren von Sperma beim Mann sollen hier die Lösung sein. »Das Kinderglück verschieben – die Fortpflanzungsmedizin macht es möglich«, schrieb vor einigen Jahren die *Zeit* in einem Artikel mit der schönen Überschrift »Familie auf Vorrat«. Damals war das Thema gerade in aller Munde, weil hippe Mitarbeiterinnen bei Facebook, Google, Apple und anderen Silicon-Valley-Firmen den Trend für sich entdeckt hatten.

Manche der Unternehmen bezahlten und bezahlen solche Behandlungen auch. Nicht ganz selbstlos, weil es dazu führt, dass sich die Betroffenen scheinbar sorgenlos auf ihre Karriere konzentrieren können, um sich – frühestens! – mit Ende dreißig doch noch Gedanken über Nachwuchs zu machen. Dass das alles technisch besser klingt, als es dann praktisch funktioniert – fragen Sie mal eine Frau, die eine Hormonbehandlung durchgemacht hat! –, ist das eine. Dass wir von der Natur erdachte Abläufe, die ihre Sinnhaftigkeit haben, so auf den Kopf stellen, das andere. »Vor fünf Jahren hätte ich das noch abgelehnt ... Aber nach einer ausführlichen Beratung darf man diese Therapie auch gesunden Frauen durchaus anbieten«, zitiert die *Zeit* einen Gynäkologen, der sich als Spezialist für die Eizellaufbewahrung verdingt hat. Kosten damals: 3000 Euro einmalig (wenn wirklich alle notwendigen Zellen eingesammelt werden können), plus Jahresgebühr (rund 250 Euro). Idealalter soll Anfang dreißig sein, früher wäre besser. Zwanzig gesunde Eizellen müssen es schon sein, damit das Auftauen später auch (relativ) verlässlich zu einer Schwangerschaft führen kann.

※

Das alles könnte sich sehr bald als sehr altertümlich und brachial erweisen. In seinem Buch *The End of Sex and the Future of Human Reproduction* von 2016 schreibt der Stanford-Jurist und Bioethiker Henry T. Greely über eine Welt, in der in den kommenden zwanzig oder vielleicht vierzig Jahren kein Mensch in der westlichen Welt mehr Geschlechtsverkehr zum Zwecke der eigenen Reproduktion haben wird. Stattdessen wird den werdenden Eltern aus einem Menü an Dutzenden Embryonen das Passende geboten – inklusive genetischer Wunschausprägung. Anschließend folgt die Einsetzung in den Körper, die Schwangerschaft, die Geburt. »Die Zukunft kommt – und es gibt keine Möglichkeit, sie aufzuhalten«, schreibt Greely. Er ist überzeugt, dass wir künftig aus unseren eigenen Körperzellen (mittels induzierter pluripotenter Stammzellen, iPS – sie erlauben es, aus normalen Körperzellen Stammzellen zu gewinnen, die dann wiederum in Spermien oder Eier verwandelt werden können) entstehen werden, die dank Präimplantationsdiagnostik bis in die kleinsten Details gecastet und gescreent werden können. Echtes Sperma und echte Eizellen sind dann nicht mehr notwendig, die bauen wir uns selbst.

»Unfruchtbare Menschen, die keine eigenen Eier und kein eigenes Sperma haben, werden erstmals die Chance bekommen, ›eigene Kinder‹ zu bekommen.« Das Buch schildert die technischen Möglichkeiten und versucht, eine ethisch-juristische Debatte anzustoßen, die wir (und der Gesetzgeber) baldmöglichst führen sollten. »Eier aus iPS machen die Präimplantationsdiagnostik einfach, und einfache Präimplantationsdiagnostik wird unsere Spezies verändern.«

Innerhalb der nächsten vierzig Jahre werde es auf der ganzen Welt unter Menschen mit Zugriff auf ein ordentliches Gesundheitssystem normal sein, dass die Hälfte mithilfe dieser Methodik geboren wird. Dabei werde es dann gängige Praxis, die Embryonen zumindest zum Teil aufgrund ihrer DNA auszusuchen – und die sich daraus ergebenden Eigenschaften und Krankheitsrisiken.

Wenn man sich diese Zukunft betrachtet, kommen einem die heute üblichen Methoden der Fortpflanzungsmedizin vor wie ein Ford Modell T von 1910 im Vergleich zu einem Elektroflitzer von Tesla mit autonomen Fahrkomponenten.

Die Idee der künstlichen Befruchtung ist an sich keine neue, wie Greely erzählt. Schon im 18. Jahrhundert soll es einem italienischen Priester gelungen sein, Froscheier und Froschsperma zu mischen – der so das Prinzip der Befruchtung außerhalb eines Körpers demonstrierte (was bei Fröschen jedoch normal ist). 1932 widmete sich dann der britische Schriftsteller Aldous Huxley in seinem Roman *Schöne neue Welt* ausführlich dem Thema. Die hohen Kasten der Alphas und Betas entstehen genauso in künstlichen Gebärmüttern (»Flaschen«) wie die niedrigen Gammas, Deltas und Epsilons, wobei Erstere durch das Sperma von ausgewählten Männern künstlich erschaffen werden, Letztere sich aus Klonen entwickeln. Huxleys Buch regte die Fantasie vieler Forscher an. Und es machte Menschen mit der – zum damaligen Zeitpunkt durchaus horrorartigen – Vorstellung vertraut, dass menschliche Fortpflanzung nicht unbedingt natürlich zu erfolgen hat.

Bis die In-vitro-Fertilisation (IVF) beim Menschen schließlich gelang, vergingen jedoch noch viele Jahre. Es gab Rückschläge und Probleme, etwa beim Verständnis der Entwicklungszyklen der Eizelle. Und der Frage, welcher Zeitpunkt sich für die Befruchtung im Reagenzglas eignet. Im Juli 1978 wurde im Oldham General Hospital in der Nähe von Manchester dann endlich Louise Joy Brown geboren, das erste dank IVF entstandene »Test-Tube Baby«. Ihre Eltern, die neun Jahre lang erfolglos versucht hatten, ein Kind zu zeugen, sollen nicht gewusst haben, dass Louise das erste Baby sein würde, das dieser Technik zu verdanken ist. Sie wollten einfach ein Kind.

Louise Joy Brown selbst gelang im Jahr 2006 übrigens Nachwuchs auf natürlichem Weg – auch wenn es laut einem Bericht des *Guardian* zwei Jahre gedauert hatte, bis sie endlich schwanger wurde. Zu diesem Zeitpunkt waren bereits über eine Million Babys mittels IVF auf die Welt geholt worden, darunter Browns Schwester, die vier Jahre nach ihr geboren wurde und 1999 als erstes IVF-Baby selbst Nachwuchs bekam.

Ende Gelände?

Der Planet leidet an Überbevölkerung. Die Marke von sieben Milliarden Menschen wurde bereits 2011 (laut den Vereinten Nationen) überschritten, mittlerweile sollen es 7,7 Milliarden Zweibeiner der Spezies Homo sapiens auf der Erde sein. Zwar haben wir in den letzten Jahrzehnten enorme Fortschritte bei der wirtschaftlichen Entwicklung und insbesondere der Armutsbekämpfung gemacht (was von Pessimisten immer wieder gerne vergessen wird), die Schädigung der Umwelt und der enorme Ressourcenverbrauch durch so viele Menschen scheint aber nicht zu stoppen zu sein.

Familienplanung, Verhütung, Aufklärung, die Unterstützung von Frauen, Bildungsmaßnahmen und anderes mehr sollen dabei helfen, dass der Planet künftig nicht mehr so schnell wächst, damit wenigstens noch eine kleine Chance besteht, dass er uns in betriebsfähigem Zustand erhalten bleibt. (Vom Klimawandel und seinen potenziellen Auswirkungen will ich hier erst gar nicht anfangen.) Wachstumsszenarien der UNO gehen von bis zu elf Milliarden Menschen im Jahr 2100 aus. Den letzten Zahlen zufolge wurden gut 135 Millionen Babys im Jahr geboren. Wer soll die bloß alle ernähren, kleiden, beschäftigen?

Doch was, wenn all diese Berechnungen gar nicht stimmen und wir im Gegenteil auf eine stark schrumpfende Weltbevölkerung zulaufen? Denn in den westlichen Ländern sind wir ja bekanntlich nicht einmal auf Erhaltungsniveau. Was also, wenn sich dieser Trend trotz aller gegenläufiger Zeichen auch in den Entwicklungs- und Schwellenländern fortsetzt?

Darrell Bricker und John Ibbitson, der eine Sozialforscher, der andere Journalist, haben sich dieser Fragestellung in einem 2019 erschienenen Buch mit dem Titel *Empty Planet* gewidmet, das einen »Schock eines Rückgangs der Weltbevölkerung« prognostiziert, wie die Autoren schreiben. Die beiden Kanadier argumentieren dabei nicht aus dem Problem des Rückgangs (oder der Disruption) der Fertilität heraus, sondern hauptsächlich aus den Veränderungen der sozialen Bedingungen und der Urbanisierung. Mehr Menschen in Städten, weniger Kinder. Gebildetere Frauen, weniger Kinder. Bessere Arbeit, weniger Kinder. Der Trend setzt sich laut Bricker und Ibbitson vom Westen in den Rest der Welt fort. »Eine zunehmende Zahl von Demografen auf der ganzen Welt glauben, dass die UNO-Schätzung viel zu hoch ist. Es sei wahrscheinlicher, dass die Bevölkerung des Planeten bei rund neun Milliarden ihren Spitzenwert zwischen 2040 und 2060 erreicht und dann zurückgeht ... Zum Ende des Jahrhunderts könnten wir dort sein, wo wir derzeit schon sind, und stetig weniger werden.«

Der Bevölkerungsrückgang ist laut den Autoren weltweit bereits in zwei Dutzend Staaten feststellbar, 2050 könne die Zahl auf drei Dutzend gestiegen sein. Bricker und Ibbitson glauben nicht, dass die Geburtenrate in Afrika unterhalb der Sahara oder im Nahen Osten so hoch bleibt wie bisher. Immer mehr junge Frauen erhielten Zugriff zu Bildung und Verhütungsmitteln. »Für Afrika ist wahrscheinlich, dass der ungebremste Babyboom viel früher endet als von den UNO-Demografen prognostiziert«, schreiben sie. In China werde die Bevölkerung in einigen Jahren abnehmen (auch durch die frühere Ein-Kind-Politik, die zu einer Bevorzugung der Männer und so zu einem Ungleichgewicht zwischen Männern und Frauen führte). Selbst für das bald bevölkerungsreichste Land der Erde, Indien, glauben die Autoren nur noch an ein Wachstum für eine Generation, bevor es nach unten geht.

Bricker und Ibbitson nutzen ihre Argumentation zu einem Appell. Sie sehen in einem schrumpfenden Planeten allerlei Vorteile, darunter steigende Löhne, eine Verbesserung der Umweltbedingungen, weniger Hungersnöte und mehr Wirtschaftskraft für die Entwicklungs- und Schwellenländer. Gleichzeitig beschreiben sie das Problem des Fachkräftemangels und der Probleme einer immer älter werdenden Bevölkerung, die bald niemanden mehr hat, der sie adäquat pflegen könnte. »Ein Bevölkerungsrückgang ist keine gute Sache und keine schlechte Sache. Aber es ist eine große Sache.« Ein Kind, das heute geboren wird, werde in seinen mittleren Jahren eine Welt vorfinden, in der die Bedingungen und Erwartungen völlig andere seien als unsere. Die Entscheidung, ob man ein Kind hat oder keines – und wann –, halten Bricker und Ibbitson für die wichtigste überhaupt.

Der US-amerikanische Science-Fiction-Autor William Gibson hat einmal den Satz geprägt, die Zukunft sei schon da, sie sei einfach nur ungleich verteilt. Für die Fragen des neuen Männerbilds, der Effekte der Fortpflanzungsmedizin und der demografischen Entwicklung dieses Planeten kann man dies mit Fug und Recht behaupten. In welchem Teil dieser Zukunft wir existieren wollen, bleibt jedem von uns selbst überlassen – oder wir werden in ihn hineingezwungen. Ich hoffe, es ist Ersteres.

12 Japan: Das aussterbende Land

Narita.
Wer wissen will, wie sich Zukunft wirklich anfühlt, muss nach Japan reisen, heißt es. Denn hier ist sie fast immer schon angekommen, mit all ihren Konsequenzen und Merkwürdigkeiten.

Das gilt auch für unser aller Fruchtbarkeit. In Japan fällt die Geburtenrate stetig. Sie lag 2004 schon einmal bei lediglich 1,26 Kindern pro gebärfähiger Frau. Die Quote hat sich zwar mittlerweile leicht erholt, nicht jedoch das Gesamtbild. 2018 ging die Bevölkerung so stark zurück wie nie zuvor. Auf 921 000 Geburten kamen 1,37 Millionen Verstorbene. Eine solche Schrumpfung der Gesamteinwohnerzahl um fast 450 000 Menschen hatte das Land noch nie gehabt. Die Versuche, die jungen Menschen zu motivieren, mehr Babys zu bekommen, sind bislang radikal fehlgeschlagen.

Ich will mir ein Bild von der Realität Japans machen und buche ein Ticket. Dass ich mich ins Flugzeug setze, hat auch etwas damit zu tun, dass ich mir selbst aus dem Weg gehen will. Und tatsächlich fühlt es sich an wie eine Flucht. Ich will weg von meinem Problem, dem ganzen Rattenschwanz, der da jetzt dranhängt, weg von der Realität meiner Sterilität. Ich will mich nicht mit den nun eigentlich anstehenden medizinischen Fragen beschäftigen. Ich will keinen Arzt an meinem

Sack herumschneiden lassen, um es ganz klar zu sagen. Stattdessen will ich herausfinden, wie es woanders aussieht und nicht in mir drin. Diese Strategie habe ich in meinem Leben als Journalist schon häufig verwendet. Es ist gut möglich, dass dies einer der Gründe ist, warum ich diesen Beruf überhaupt ergriffen habe. Wenn ich mich mit einem für mich schwierigen Thema – seien es psychologische Fragestellungen, die mich auch selbst betreffen könnten, das Aussterben einer ganzen Kategorie von Lebewesen oder die teils wirklich verrückten IT-bedingten Fehlentwicklungen der letzten Jahre – beschäftige, tue ich das stets durch die rational-nachforschende Brille. Sie gibt mir Ruhe und Kraft und hilft mir dabei, dass ich angesichts dieser chaotischen Welt nicht wahnsinnig werde. Ich bin Gott tatsächlich dankbar, dass sie mir gegeben wurde.

Japan war mir sofort als Ziel in den Sinn gekommen, und das vor allem aus einem Grund. Der lautet: Hier lässt sich bereits beobachten, womit wir zu rechnen haben. Eine Gesellschaft ohne Kinder, die vergreist und in nicht unrealistisch langer Zeit aussterben wird, wenn sich nicht bald etwas tut, das Wirkung zeigt.

༶

In der Maschine nach Tokio sitzt eine britische Meeresbiologin neben mir. Wir kommen ins Gespräch. Die Wissenschaftlerin ist ungefähr so alt wie ich, sie hat in ihrem Leben eine Menge erreicht, hat einen Mann und ist ebenfalls glückliche Hundebesitzerin. Auch bei ihr sieht es wohl so aus, dass sie sich nicht vermehren wird. In ihrem Fall scheint dies eine dieser typischen modernen Entscheidungen zu sein, wie wir sie heute angeblich bewusst und äußerst durchdacht treffen. Sie wird mit dem Brexit vermutlich mehr Probleme haben als mit ihrer Kinderlosigkeit, obwohl die Welt zumeist noch immer die Mutterrolle von Frauen verlangt.

Sie macht nicht den Eindruck, als gehöre sie zur Klasse der Antinatalisten, die zum Schutz der Umwelt und des Klimas auf diesem Planeten freiwillig oder sogar militant auf Nachwuchs verzichten, selbst wenn sie vermutlich mehr für die Erhaltung unseres Ökosystems tut, als ich das in den mir verbleibenden Jahrzehnten jemals zu tun gewillt wäre.

Wie auch immer ihr kinderloser Zustand zustande kam, jetzt ist es irgendwie gut. Sie kann zu dieser Konferenz nach Japan fliegen, ihr Mann zu Hause seinem sicherlich mindestens genauso intensiven wie interessanten Job nachgehen, und sie treffen sich dann irgendwo in der Mitte in einer schön eingerichteten, geschmackvollen Behausung, wo sie sich sicher stets tröstlich beistehen, wenn es irgendwelche Probleme in ihrer beruflichen Selbstverwirklichung gibt. Mich übermannt ein vorerst unbestimmtes Gefühl der Wut, während ich meiner Sitznachbarin bei ihren Ausführungen zuhöre. Erst im Nachhinein, nachdem wir uns bereits höflich voneinander verabschiedet haben, wird mir klar, warum ich überhaupt plötzlich so aufgebracht war. Ich hatte das Gefühl, dass hier jemand seine biologischen Möglichkeiten nicht nutzt, obwohl sie doch faktisch vorhanden sind. Ich kann es einerseits nachvollziehen, denn E. und ich waren selbst enorm spät mit unserem Kinderwunsch dran. Vielleicht ist es auch nur eine Wut auf mich, weil ich mich nicht früher mit dem Thema beschäftigt habe. Und jetzt ist es zu spät. Meine Sitznachbarin hatte mir einen für mich unangenehmen Spiegel vorgehalten – mit dem entscheidenden Unterschied, dass sie die freie Wahl hat, ob sie ein Kind haben möchte. Die hätte ich auch gern.

Der Tokioter Flughafen fühlt sich alt und verbraucht an. Das Gras neben den Landebahnen ist schlecht gemäht, der Asphalt platzt auf. Da, wo ich ankomme und zu den Zügen gehe, wirkt der Flughafen, als sei er in den Sechzigerjahren stehen geblieben. Ich sehe Menschen, deren Job es zu sein scheint, nur auf den Ausgang zu zeigen. Diese unliebsame Aufgabe übernehmen junge Männer und Frauen in konservativen Anzügen und Kostümen, die darüber viel zu hippe Frisuren tragen, als ginge es nachher noch in den Club. Sie schauen mich aus müden Augen an. Alles wirkt wie effiziente Ineffizienz, was ich auch beim Versuch, eine Fahrkarte nach Tokio zu lösen, erlebe. Ich muss zunächst Geld bei einem Konbini-Laden abheben, wie sie hier die kleinen Lebensmittelgeschäfte nennen, weil meine Kreditkarte am Automaten nicht funktionieren will. Irgendwie geht es dann, und endlich sitze ich im Zug. Ein futuristisches Gefühl will sich nur langsam einstellen, auch wenn der Skyliner Richtung Bahnhof Nippori ungefähr dreimal so schnell zu fahren scheint wie eine Berliner S-Bahn.

Unter meinem Hotelzimmer sitzt dann ein überlebensgroßer Godzilla. Okay, es ist kein echter, aber er sieht erstaunlich realitätsnah aus. In dem Gebäudekomplex, in dem das Hotel integriert ist, ist auch ein Kino untergebracht, und ungefähr jede Stunde, so ähnlich wie eine Turmuhr, brüllt das Monster los. Etwas Theaterrauch steigt natürlich ebenso auf, und im Internet wird die Vorstellung heiß empfohlen. Ich mache mir mental eine Notiz, dass, sollte ich jemals einen Sohn haben, ich hier unbedingt noch einmal mit ihm vorbeischauen werde. Jetzt bin ich erst einmal froh, dass man sich dafür entschieden hat, das Monster einzig bis zum Frühabend Geräusche machen zu lassen. Sonst wäre das etwas nervig.

Am Nachmittag treffe ich Erika, meine Rechercheassistentin, die mir ein Kollege, Korrespondent in Tokio, empfohlen hat. Sie hat länger in Deutschland gelebt, ist selbst kinderlos und hatte mir vorab beim Auffinden diverser Gesprächspartner und Termine geholfen. In Japan kommt man ohne einen solchen Stringer, wie wir Journalisten das nennen, nur schwer aus. Man erwartet es nicht, aber allein mit der englischen Sprache ist man trotz des hohen Bildungsgrads der Bevölkerung oft aufgeschmissen. Selbst in High-End-Läden gibt es oft nur ein oder zwei Personen, die gut mit Nichtjapanern kommunizieren können, trotz vieler Jahre Englischunterricht in der Schule. Meine Theorie ist, dass Japaner Englisch wesentlich besser verstehen, als sie es offen zugeben. Sie trauen sich aber nicht zu reden, weil Aussprachprobleme – ausgerechnet das wird offenbar zu selten trainiert – nicht mit ihrem Drang nach Perfektionismus korrespondieren. Wie gesagt, nur eine Theorie.

Unser erster Besuch gilt Futoshi Ishii. Er ist Direktor am National Institute of Population and Social Security Research und leitet dort die Abteilung für Bevölkerungsentwicklung. Er sitzt in einer grauen Arbeitszelle in einem undefinierbaren Büroturm. Bevor wir hierherkamen, hat es schrecklich geregnet, und wir triefen ein wenig. Zum Glück gibt es in Japan überall Ablageständer für Regenschirme. (Und überhaupt Regenschirme an jeder Ecke, deren Preise sich bei einsetzendem Niesel wie magisch zu erhöhen scheinen.)

Ishii, ein mittelalter Herr mit rundlich geschnittenem grauem Haar, hat tagtäglich mit den niederschmetternden Zahlen zu tun, mit denen Japans Statistiker konfrontiert sind. Aktuell entwickelt sich das Land in einer Weise, wie man es erwartet: Die Zahl der unter Fünfzehnjährigen schrumpft, die der über Fünfundsechzigjährigen wächst. Allerdings bleibt das nicht so, es kommt übler. Ungefähr 2040, sagt Ishii, wird auch die Zahl der Alten abflachen. Die Zange greift von zwei Seiten und schnürt dem Land langsam die Luft ab.

Die Entwicklung in Japan erinnert anfangs an Deutschland. Es gab nach dem Zweiten Weltkrieg wie bei uns einen Babyboom. Mitte der Siebzigerjahre lag die Geburtenrate bei rund zwei Kindern, also etwas unter dem Erhaltungsniveau. Dann ging es bergab. Ishii nennt das den Beginn der »Gesellschaft der abnehmenden Geburtenrate«. In Japan werden Kinder fast ausschließlich in der Ehe gezeugt. In den Siebzigerjahren verstärkte sich der Trend, immer später zu heiraten. Die Frauen arbeiteten mehr, erreichten ein höheres Bildungsniveau. Alles einem modernen Gesellschaftsbild entsprechend. Das half der Industrie, sie glänzte mit enormen Innovationen.

In den Achtzigerjahren erlebte das Land eine Periode enormer wirtschaftlicher Stärke. Es sorgte in aller Welt unter vielen westlichen Firmenbossen für Angst und Schrecken mit aggressiven Aufkäufen, marktführenden Produkten und einer ökonomischen Kraft, die ihresgleichen suchte. In den USA zitterte man vor Japan, wie man es heute vor China tut. Doch, wie sich später herausstellte, handelte es sich dabei um eine Art kreditfinanzierte Fata Morgana. Die Börsen- und Immobilienblase im eigenen Land platzte 1992 heftig, und seither kämpft Japan mit einer Deflation. Der Staat pumpt enorme Geldmengen in die Wirtschaft, was aber nicht auszureichen scheint. Der zweite Niedergang nach der Kapitulation im Zweiten Weltkrieg und der Besetzung durch die US-Amerikaner hinterließ einen weiteren tiefen Abdruck in der japanischen Psyche. Jedenfalls sorgte diese Entwicklung nicht dafür, dass die Japaner sich anschickten, wieder mehr Kinder zu bekommen.

Heute, sagt uns Ishii, gehe es darum, das Problem direkt

anzugehen, weil sich Alterung und die sich reduzierende Geburtenrate rapide beschleunigen könnten. Wenn Senioren in der Gesellschaft eine aktive Rolle spielen, hat die durchschnittlich hohe Lebenserwartung der Japaner einen durchaus positiven Aspekt. »Nicht nur in Japan, sondern auch in anderen Ländern hat man das Phänomen der schnell abnehmenden Geburtenrate bei gleichzeitig schneller Alterung der Bevölkerung noch nicht erlebt. Deshalb muss man in Japan eigene Lösungen finden.«

Eine Möglichkeit wäre, mehr Ausländer ins Land zu lassen. Das ist in Japan ein heikles Thema – viel heikler, als wir das bei uns kennen. Die Bevölkerungsstruktur ist, wenn man sie etwa mit europäischen Ländern oder den Vereinigten Staaten von Amerika vergleicht, extrem einförmig und harmonisch. Das japanische Parlament hat mittlerweile beschlossen, dass sich Nippon stärker öffnen muss. Und in der Tat sieht man das schon am Straßenbild. Mir begegnen an der Kasse der Konbinis immer wieder Nepalesen, es sind zudem recht viele Chinesen auf der Straße zu sehen und Westler sowieso. Aber, sagt Ishii, das trägt nur wenig dazu bei, den Trend umzukehren. Manchmal fühlen sich die Nichtjapaner ausgebeutet, was dazu führt, dass einmal hier arbeitende Menschen das Land wieder verlassen. Zudem ist die Integration in die japanische Gesellschaft trotz all ihrer modernen und westlich erscheinenden Aspekte eine harte Nuss, die kaum zu knacken ist. Das beginnt schon damit, als Nichtjapaner überhaupt eine Wohnung zu finden. Die Vermieter trauen Ausländern nicht. Sie fürchten gar um ihr Eigentum.

Wir verabschieden uns freundlich, und Ishii gibt uns die Hand. Es liegt eine Schwere und Traurigkeit in seinen Bewegungen. Zuletzt frage ich ihn noch, ob er selbst eine Familie hat. Ja, sagt er, er lebe mit seiner Frau. Kinder habe er jedoch nicht bekommen können.

Auf dem Weg zur U-Bahn unterhalte ich mich mit Erika über ihr eigenes Leben. Auch sie kann noch nicht sagen, ob sie Kinder haben wird.

Atomisiert.
Am Tag darauf haben wir einen Termin in einem Kindergarten in einer Tokioter Vorstadt, um uns anzusehen, welche Auswirkungen Japans Geburtenschwund hat. Meine Fahrt beginnt in Shinjuku, dem nach Passagierzahlen größten Bahnhof der Welt. Faszinierend ist, dass man in Tokio mit seinen gigantischen Menschenmassen niemals vermuten würde, dass es sich hier um ein schrumpfendes Land handelt. Die Leute drängeln sich von links, von rechts, durch Gänge und Schächte, über Bahnsteige und in die Bahnen, dass einem der Atem stocken kann. Das Chaos hat natürlich eine Ordnung. Alle folgen streng dem Linksverkehr und bleiben auf den Rolltreppen auf der richtigen Seite stehen, sodass man an müden Personen schnell vorbeikommt. Wer einmal versucht hat, in Berlin am Bahnhof Zoo rasch seinen Bahnsteig zu erreichen, wird Tokio als Paradies empfinden.

Als Merkwürdigkeit fällt mir auf, dass es kaum Kinder in den Straßen und Bahnen gibt. Entweder es passt ins Bild des schrumpfenden Landes, oder der Trend zum innerstädtischen Wohnen ist bei Familien noch nicht angekommen. Im Zug sehe ich ein japanisches Paar mittleren Alters, beide vielleicht um die fünfundvierzig, er mit stattlich ergrautem Haar, aber sportlich, sie in neuestem Pariser Chic, mit passender Handtasche und den korrekten Marken. Zwischen sich haben sie ein Kind, ein hübsches kleines Mädchen, vielleicht zehn oder elf. Sie haben es von beiden Seiten untergehakt. Man kann die familiäre Nähe und Wärme spüren, die zwischen diesen dreien besteht, verbunden mit einer Angst, dass es sich hier wohl um eine einmalige Chance handelt, die Tradition der Familie fortzuführen. Ich mache insgeheim ein Foto und schicke es meiner Frau, weil mich diese Szene rührt.

Nach einigem Umsteigen und der Erkenntnis, dass in Japan schon zwei Minuten Verspätung im dicksten Berufsverkehr als ungewöhnlich gelten, erreiche ich den Bahnhof von Adachi. Ich habe noch etwas Zeit und kaufe mir einen Kaffee und eines dieser wunderbaren japanischen süßen Teilchen: Anpan mit roten Adzukibohnen. Kaum habe ich es verspeist, erscheint auch schon Erika, und wir steigen in einen Bus.

Der Izumi-Kindergarten ist auf den ersten Blick nicht anders als eine deutsche Kita. Ungewöhnlich ist höchstens, dass hier strenge Managementsitten gelten. Dabei ist das hier ein Familienbetrieb.

Der Chef, Toshio Koizumi, ein jovialer Herr jenseits der fünfundsechzig mit leicht schütterem, aber pechschwarzem Haar, trägt akkurat Schlips und Anzug und ist sichtlich stolz auf seinen Laden. Die Sekretärin reicht uns Tee, den sie regelmäßig nachgießt, und etwas zu trockenes Gebäck. Wir sitzen auf bequemen Sitzgelegenheiten aus Leder und hören mehr zu, als dass wir Fragen stellen können.

Koizumi hat den Kindergarten 1974 gegründet. Damals war er zweiundzwanzig Jahre alt. Wie man in so jungen Jahren auf die Idee kommen konnte, ausgerechnet das zum Geschäft zu machen, kann er mir nicht recht erklären. »Ein Grund war, dass ich Kinder mag. Bereits als Student habe ich eine private Nachhilfeschule gegründet. Ich wollte nicht als Angestellter arbeiten.« Allerdings war die Gründung damals keine schlechte Zeit dafür, denn der Beginn des Niedergangs der japanischen Geburtenrate war erst im Anmarsch. Mittlerweile ist ein kleines Familienimperium daraus geworden, denn Koizumis Nachwuchs soll auch in die Branche einsteigen.

Heute besuchen 420 Jungen und Mädchen den Kindergarten. Das ist ziemlich viel. Das hängt unter anderem damit zusammen, dass in der Gegend viele Einwanderer aus Südkorea leben, die das strenge Programm mögen, das hier offeriert wird. Es gibt Musiklektionen, Meditationen, Lehren von Konfuzius, Haiku-Rezitationen und vieles mehr. »Wir sind in den schwarzen Zahlen«, freut sich Koizumi. Kein Wunder, immerhin erhält er 20 Prozent seiner Kosten vom Staat.

In seinen über vierzig Jahren im Erziehungsbusiness habe sich fast alles verändert, sagt der Kindergartenchef. Er erlebte eine durch einen Wandel gehende Gesellschaft, bei der die Menschen nicht mehr wissen, wo oben oder unten ist. »Früher haben sich nicht nur die Eltern, sondern auch die Großeltern und die Nachbarn um die Kinder gekümmert. Jetzt gibt es niemanden mehr, den Eltern fragen können, wenn sie bei der Kindererziehung Fragen haben.«

Die Gesellschaft Japans hat sich also, genauso wie man das aus Deutschland kennt, atomisiert. Kinder ziehen rasch von ihren Eltern weg, womöglich in eine andere Stadt. Alte Unterstützungssysteme sind weggefallen. Man kann die Kinder nicht einfach bei Oma und Opa lassen. Japanische Eltern seien heute, sagt Koizumi, »wie Kinder«. Man müsse ihnen alles haarklein erklären. »Es ist auch für uns anstrengend.« Außerdem arbeiteten Eltern zu viel. »Und wegen der vielen Arbeit haben sie wenig Freude bei der Kindererziehung.« Teilweise sieht er daraus resultierende Bindungsprobleme, denn die Kinder seien mit den Eltern zu wenig zusammen. »Das ist nicht gut.« Der Staat gehe zwar mittlerweile das Problem der geringen Geburtenrate an, helfe aber zu wenig bei der Erziehung.

Wie das konkret aussieht, erfahre ich von Koizumis Schwiegertochter. Sie weiß, was auch Deutsche wissen: Kinder sind ein gehöriger Kostenfaktor. Man muss sich Nachwuchs leisten können. Staatliche Hilfen, die es in den vergangenen Jahren zunehmend in Form von Geldmitteln und Erziehungsunterstützungsmaßnahmen gibt, greifen nur langsam. Das Problem sind unter anderem Krippenplätze für sehr junge Kinder, denn die Mütter (Vaterzeiten sind noch ein junges Phänomen) streben schnell zurück in den Beruf. Eine Entwicklung, die ja wiederum Kindergartenchef Koizumi für problematisch hält, weil es dann zu Bindungsproblemen kommen könnte.

Zum Abschluss unseres Kindergartenbesuchs erleben wir noch ein Ritual, das hier jeden Morgen durchgeführt wird: Die Kleinen, geordnet nach Gruppen mit ihren Erzieherinnen und Erziehern, allesamt mit hübschen Mützen ausgestattet, gehen ein Turnprogramm durch und singen. Ein bisschen erinnert mich das an eine Mischung aus Betriebssport bei Toyota und einem Treffen der chinesischen kommunistischen Partei. Die Kinder machen allerdings nicht den Eindruck, als ob ihnen das keinen Spaß machen würde, ganz im Gegenteil. Nach der Vorführung geht es ab in die einzelnen Gruppenräume, vermutlich sind auch heute Morgen ein paar Haikus dran und ein paar Zitate von Konfuzius.

Grasfresser.

Doch wie sind sie drauf, diese Kinder von Eltern in einer atomisierten Gesellschaft, wenn sie älter werden? Was denken und fühlen sie?

Wenn man davon redet, dass Japan die Zukunft spiegelt, gilt dies auch für soziologische Entwicklungen. Hier wurde der Otaku erfunden, der ultimative Geek und Nerd, der sich mit nur einer einzigen Sache – Computerspiele, Sängerinnen oder Fantasy, ganz egal – so unsagbar obsessiv beschäftigt, dass er nur noch für die organische Versorgung oder Erleichterung sein Zimmer verlässt.

Otakus sind aber nur ein Oberbegriff für eine gesellschaftliche Strömung, die auch damit zu tun hat, dass man Enttäuschungen, die das moderne Leben mit sich bringt, umgehen möchte. So etwas könnte man ebenso Takumi Kondo unterstellen, einem vierundzwanzigjährigen Japaner, den ich am Nachmittag in einem Café in Tokio treffe. Er wirkt ein bisschen nervös, aber aufgeschlossen. Eine hippe Frisur umschließt sein hübsches Gesicht, er ist durchaus ein Frauentyp.

Kondo ist ein interessanter Charakter, weil er sich selbst mit dem Begriff *herbivore man* bezeichnet. Das meint, wie bereits erwähnt, dass er das traditionelle Rollenbild eines aggressiven Mannes, der auf »Frauenjagd« geht, um Sex zu haben, abgelegt hat. Kondo hat über das Thema sogar geforscht und ist nah dran an den Wissenschaftlern, die den Ausdruck geprägt haben. Dieser Trend geriet in Deutschland unter der Prämisse »sexlose Jugend« in die Schlagzeilen. Dabei stimmt das nur teilweise.

Denn: Wenn Japan ein grundsätzliches Problem mit der Geburtenrate hat, dann kommt das nicht nur daher, dass Frauen gebildeter sind, in guten Jobs arbeiten und selbstbestimmter leben und junge Paare insgesamt ihre kinderlose Freiheit länger zu erhalten wünschen als jemals zuvor. Es liegt auch daran, dass das Land unter einer Sexflaute leidet. Junge Leute leben, so sagen sie es zumindest selbst, freiwillig zölibatär. Menschen unter vierzig haben kein Interesse mehr an klassischen Beziehungsmodellen. Sie haben keine Dates mehr und dementsprechend auch keinen Sex.

Kondo bastelt an seinem Master in einer sozialwissenschaftlichen Disziplin. Gender Studies interessieren ihn brennend, er würde gerne mal zum Forschen nach Berlin kommen. Ein wenig wirkt er wie ein klassischer Softie. Dabei hat er eine feste Freundin. Doch mit der lebt er in einer offenen Beziehung. Zudem ist er bisexuell und polyamor obendrein. Will jemand mit ihm Sex haben, geht die Initiative nicht von ihm aus, jedenfalls nicht direkt. Er ist nicht aggressiv, macht niemanden an. Was sich ergibt, ergibt sich.

Ein *herbivore man* müsse aber nicht feminin sein, sagt Kondo. »Sie haben noch ihre Männlichkeit, gestalten sie aber weicher. Das heißt nicht, dass sie keine Freundin haben dürfen oder keinen Sex.« Als sexuelle Objekte werden andere Personen jedoch nicht gesehen, er gehe mit seinen Freundinnen und Freunden eben um wie mit Freundinnen und Freunden. »Ich erwarte nicht, Sex mit ihnen zu haben.« Was er dann aber doch ab und an hat. Die Idee von Sex als etwas Großem, vor dem man potenziell Angst haben muss, weil es so bedeutsam für die Paarbeziehung sein kann, ist bei Kondo nicht existent.

»Für mich ist Sex eine Art Kommunikation. Wenn ich Sex mit jemandem habe, kommuniziere ich mit ihm oder ihr, nur ohne Worte. Ich drücke etwas aus. Deshalb kann ich eben auch Sex mit Freunden haben, mit denen ich sonst nur rede.« Er sieht im Schritt hin zum grasfressenden Mann eine natürliche Entwicklung Japans als Nation. »Wir haben keine Armee, sondern Selbstverteidigungsstreitkräfte. Wir sind eines der sichersten Länder in der entwickelten Welt, und da muss der Mann nicht mehr so stark und maskulin sein.« Der große Unterschied in seiner Generation sei, dass man andere

Personen zunächst als Mensch sehe und nicht als Mann oder Frau.

Selbst die Gründung einer Familie fernab alter Rollenklischees kann er sich vorstellen. Dabei muss es sich nicht um eine Paarbeziehung aus Mann und Frau handeln, es ginge auch zu dritt oder zu viert.

Ich denke kurz darüber nach, ob das alles vielleicht nur ein extrem schlauer evolutionärer Trick ist, Frauen leichter ins Bett zu kriegen. Nicht aggressiv aufzutreten kann ja ein Vorteil sein. Womöglich macht das einen potenziellen Geschlechtspartner sogar interessanter, weil er »anders« ist als der typische Anmachtyp oder »Pick-up-Artist«, wie er tausendfach durch die Bars und Clubs dieser Welt irrlichtert.

Kondo jedenfalls glaubt an seine Ideologie, und man kann ihm seinen Glauben durchaus abnehmen. Dass er den Stress, den die »Jagd« bedeutet, nicht mehr mitmacht, hat sein Leben zudem einfacher werden lassen. Auch wenn das nicht unbedingt zu dem für Japan so dringend notwendigen Nachwuchs in jungen Jahren führt. Außer es platzt einmal ein Kondom, oder die Freundin, mit der er gerade »kommuniziert«, nimmt kein anderes Verhütungsmittel, was in Japan durchaus passieren kann, denn die Pille wurde erst 1999 eingeführt und erfreut sich nur Verwendungsraten im einstelligen Prozentbereich.

⁓

Ein zweiter Grund, nicht minder zynisch, für die Evolution hin zum grasfressenden Mann ist das liebe Geld. Denn interessanterweise hat die Tatsache, ein *herbivore man* zu sein, in Japan wirtschaftliche Vorteile gegenüber der klassischen Rolle als Mann. Denn hier gibt es ein familiär-finanzielles

System, das im Westen kaum bekannt ist (wobei Japaner stets überrascht reagieren, wenn man ihnen berichtet, wie merkwürdig man es findet).

Heiratet man, kümmert sich nämlich die (immer seltener nicht zu Hause bleibende) Ehefrau traditionell ums Geld – und zwar ums ganze Geld. Sie hat den alleinigen Zugriff auf die Konten, sieht den Geldeingang, bezahlt Rechnungen und verwaltet das Budget. Plant der Mann eine größere Anschaffung, muss er fragen und sogar überzeugen – etwa bei einem Auto oder einem Computer. Ansonsten bekommt er von seiner Frau eine Art Taschengeld, das dafür ausreichen muss, abends gemeinsam mit den Kollegen etwas zu trinken, ein Lieblingshobby (trotz Klischee) des Salaryman. Der Salaryman ist der typische japanische Angestellte, wie er noch millionenfach existiert, auch wenn die Jobsicherheit in den letzten Jahrzehnten neoliberal gelitten hat. Ist das Handgeld der Ehefrau aufgebraucht, heißt es, bis zum nächsten Monat trocken zu bleiben. Das können die lieben Kollegen allzu gut verstehen, denn sie erleben das ja schließlich selbst.

Die Geldverwaltung in Frauenhand hat Tradition, geht über Jahrhunderte zurück. Es gibt da diese Geschichte eines Samurai, erzählt mir jemand, der in die Schlacht ziehen muss, aber sein Pferd klappt vorher leider erschöpft zusammen. Was für ein Glück, dass er eine kluge Frau hat, die sein Einkommen die ganzen Jahre über gespart und beiseitegelegt hat. Er kriegt ein neues Schlachtross, und weiter geht's im Job.

Wenn man das eigentlich hierarchisch männlich dominierte Japan betrachtet, muss man stets im Auge behalten, dass hinter einem mächtigen Mann eine mindestens geldmächtige Frau steht. Das geht hinauf bis in die höchsten Höhen von Staat, Kultur, Management und Verwaltung, und man kann als Mann froh sein, wenn die Dame des Hauses einem eine Kreditkarte ausgehändigt hat (natürlich nur für Notfälle).

Als *herbivore man* hat man all diese Schwierigkeiten nicht, wie Kondo erläutert. Es existiert ein »gerechteres« Verhältnis zu seiner Frau, so absurd dies aus deutscher Perspektive (mit dem allgemein großen Nachholbedarf des weiblichen Geschlechts in Sachen Einnahmeverhältnisse) klingen mag. Ergo: Beim soften Grasfresser werden die Finanzen getrennt, und man kann als Mann, wie Kondo sagt, »sein Geld endlich behalten«.

Unser Gespräch zerfasert schließlich etwas, wir fangen an, über Gott und die Welt zu reden. Ich bin mir nicht ganz sicher, aber ich glaube fast, Kondo hat einen kleinen Narren an mir gefressen, obwohl ich weder bi noch schwul bin. Kann aber auch sein, dass er einfach nur von Bewohnern Berlins fasziniert ist. Jedenfalls verabschieden wir uns nach gut anderthalb Stunden artig und gehen unserer – getrennter – Wege. Die Yamanote-Linie ist zum Glück nicht mehr ganz so voll, ich scheine die Rushhour verpasst zu haben, denn niemand schiebt mich mit weiß behandschuhten Händen in den Wagen. Ich bekomme einen Stehplatz mit dreißig Zentimetern Luftraum um mich herum.

Reiche Senioren.

Japan als alternde Gesellschaft steht vor dem Problem, wie mit der Seniorenschwemme umzugehen ist. Um das zu verstehen, fahren Erika und ich in ein Altersheim. Es trägt den schönen Namen »Comfort Royallife Tama« und befindet sich im Westen der gigantischen Stadt Tokio, in Machida, wohin wir uns mit der Odakyu-Linie begeben. Auch heute sind die blitzblanken Züge pünktlich auf die Minute.

Am Bahnhof warten wir auf einen Bus, das ist ein ganz besonderer: Das Altersheim hat seine eigene Linie eingerichtet, sodass die Senioren Anschluss an die Stadt haben. Es handelt sich um ein hübsches Gefährt mit gestickten Sitzauflagen und einem gut gekleideten Fahrer. Wir wuseln Berge hoch und runter, über 400 000 Einwohner hat Machida. In der »reichen Natur der Tama-Hügel« liegt das Haus, wie es im Firmenprospekt heißt. Die alten Leute dürften es allerdings zu Fuß nicht ganz einfach haben.

Erika hat uns den Besuch eines Altersheims der Luxusklasse organisiert, so super wie hier haben es bei Weitem nicht alle Alten in Japan, nur diejenigen mit ordentlich Geld auf dem Konto. Das räumt auch der gut gekleidete Chef Hideyuki Matsumura, der auf seiner Visitenkarte den Titel »Repräsentant« trägt, ein. Wir treffen ihn zusammen mit einem beflissenen Gehilfen, bevor wir mit einigen der Bewohner sprechen können. 150 Männer und Frauen wohnen in komfortablen Räumen und das zu einem Preis, den sich der Repräsentant selbst nicht leisten kann, wie er verschmitzt sagt. »Das ist ein Altersheim für reiche Leute.«

Man versuche, eher wie ein Hotel zu sein als wie ein Altersheim. Das ziehe ehemalige Unternehmer, Manager und Menschen aus begüterten Familien an. Das Durchschnittsalter ist nicht ganz siebenundachtzig, der jüngste Bewohner ist achtundsechzig, die meisten kämen nach Vollendung des fünfundsiebzigsten Lebensjahrs. Es gibt ein Krankenhaus neben dem Altersheim und natürlich viele Mitarbeiter, die immer da sind. »Die Bewohner brauchen sich um nichts zu kümmern. In allen Bereichen ist ausreichend Personal vorhanden, sodass sie hier beruhigt wohnen können, wenn sie Pflege brauchen.«

Auch das »Comfort Royallife Tama« ist eine Reaktion auf

eine sich verändernde Gesellschaft. Es wurde vor nicht ganz dreißig Jahren gebaut. »Leben in einem Altersheim war damals noch neu und selten, weil es nicht so viele davon gab.« Dass Kinder ihre alten Eltern pflegen, wie das früher einmal war, wird in Japan zunehmend selten, sagt Matsumura. »Nein, die Senioren möchten nicht, dass die Kinder sich um sie sorgen, damit die Kinder frei bleiben können. Und manche Senioren haben auch gar kein Kind.« Das Leben habe sich insgesamt geändert. »Man heiratet jetzt später, deswegen hat man weniger Kinder. Und man braucht viel Geld, um die Kinder aufzuziehen. Meistens hat man jetzt nur noch ein oder zwei Kinder.« Gleichzeitig leben die Leute aufgrund der Verbesserungen im Gesundheitssystem immer länger.

Eine der Seniorinnen, die sich das »Comfort Royallife Tama« leisten können, ist die Frau eines ehemaligen Journalisten der *Mainichi Shimbun*. Die renommierte Tageszeitung führte ihn und seine Frau um die ganze Welt, so lebten sie etwa sechs Jahre in New York. Nun ist sie dreiundachtzig und zusammen mit ihrem Mann ins Altersheim gezogen. Sie hatte sich zuvor einen Bruch geholt, und ihr Mann bekam zunehmend Herzprobleme. Sie sagt glasklar, dass sie ihre zwei Kinder, die sie bekommen haben, nicht belasten will. »Sie leben weit weg von uns. Deshalb sind wir hier.«

Sie sei »sehr glücklich« mit ihrem Leben, meint sie und lächelt, sodass man ihr das durchaus abnimmt. »Als wir jung waren, hätten wir niemals gedacht, so lange zu leben.« Ihr Mann möge es allerdings nicht, bei manchen Spielen der anderen Senioren mitzumachen. »Er wird ungern wie ein Kind behandelt.«

Ein zweiter Senior, mit dem wir reden können, ist neunundsiebzig, lebt aber schon seit vierzehn Jahren im »Comfort Royallife Tama«. Er wirkt jugendlich und frisch, er könnte hier auch ein Manager sein. Dennoch kann er eine gewisse Traurigkeit in seinen Augen nicht verdecken. Er habe ein sicheres und angenehmes Leben in seinem Alter gesucht, erzählt er uns, weshalb er in die Seniorenresidenz gezogen sei. Hinzu komme, dass er keine Kinder habe. »Ich habe für eine große Handelsfirma gearbeitet und lebte unter anderem zehn Jahre in London.«

Viele der Senioren hier engagieren sich auch gesellschaftlich. Das dürfte in den kommenden Jahrzehnten zum Standard werden, denn es wird zunehmend schwieriger, jüngere Arbeitskräfte für eher einfache oder zumindest allgemein ungeliebte Tätigkeiten zu finden. Der Staat hat dazu eigene, gemeinnützige Zentren eingerichtet, in denen die Mitarbeit älterer Freiwilliger koordiniert wird.

Erika und ich suchen nach unserer Zwischenstation im Altersheim eines davon auf. Das Silver Jinzai Center hat achtundfünfzig Filialen in ganz Tokio, und seine Aufgabe ist es, Menschen über sechzig interessante Tätigkeiten zu vermitteln. Einige davon brauchen etwas Geld, die meisten wollen aber arbeiten, weil sie darin eine Motivation für ihr Leben sehen. Es gibt der Allgemeinheit dienende Arbeiten – Gartenpflege, die Reinigung von Bahnstationen und dergleichen –, aber auch ganz normale Jobs privater Firmen. Diese Tätigkeiten sind meist unterstützender Natur, sodass jüngeren Arbeitnehmern keine Arbeitsplätze weggenommen werden. Häufig kommt das sowieso nicht vor, da insbesondere im Dienstleistungssektor Arbeitskräftemangel herrscht. Entsprechend passiert es, dass man in einem der Konbinis auf sehr alte Leute an der Kasse trifft oder die Hausdame im Hotel über achtzig ist. Es sei zwar nicht einfach, die Senioren in den Arbeitsmarkt zu integrieren, so einer der Manager des Silver Jinzai Center, doch es lohne sich. Japan, so scheint mir, hat auch gar keine andere Chance, wenn das Land vermeiden möchte, dass die Gesellschaft und ihr moderner Komfort zusammenbricht.

Wir schauen auch im japanischen Arbeitsministerium vorbei, um zu hören, wie der Staat versuchen will, die Geburtenrate nach oben zu bekommen. Zuletzt sei sie ja in Japan sogar wieder leicht gestiegen, werden wir informiert, wenn auch nur auf 1,45, was weit unter dem Erhaltungsniveau liegt. Doch was ist die Ursache? »Der Grund dafür war, dass die Regierung die Zahl der Kindergärten und Erzieher erhöht hat. Sie versucht auch, für ein besseres Gleichgewicht zwischen Arbeit und Erziehung zu sorgen«, berichtet uns Akiko Hirokawa aus der Planungsabteilung, die selbst noch jung, also im gebärfähigen Alter, ist. Mit ihren sechsundzwanzig Jahren hat sie bereits einen Managementposten inne, dennoch möchte sie einmal mindestens zwei Kinder, wie sie sagt. Obwohl sie selbst noch nicht weiß, wie das finanziell und beruflich umsetzbar wäre – und ob überhaupt.

Hirokawa erwähnt das Problem, das man auch in Deutschland kennt: »Derzeit gibt es viele Menschen mit befristeten Verträgen. Sie bekommen weniger Gehalt als Arbeitnehmer, die unbefristet sind. Deswegen heiraten sie nicht.« Und wenn sie nicht heiraten, gibt es auch keine Kinder. Wilde Ehen mit Kindern sind aufgrund der örtlichen Traditionen noch immer so gut wie unbekannt. »Die Paare haben Angst vor den möglichen Ausgaben für die Erziehung.« Der japanische Mann arbeite zudem noch zu wenig im Haushalt mit. Frauen müssten sich zu oft sowohl um Hausarbeiten als auch um die Kindererziehung kümmern. »Dann möchten Frauen kein zweites Kind mehr, weil es sehr stressig ist«, so Hirokawa, die das augenscheinlich ganz genauso sieht.

Trotz der geringen Geburtenrate fehle es an Kindergärten

und Kitaplätzen.«Bei der jetzigen Regierung steigt die Zahl der Kindergärten zwar stark, aber es sind noch nicht genug, und viele Leute müssen warten.« Die längste Wartezeit ergibt sich im Kleinkindalter, wie man das auch aus Berlin kennt – obwohl genau hier Hilfe gefragt wäre. Auf Plätze für Kinder im Alter von null bis zwei Jahren wartet man ein bis zwei Jahre – und dann ist es zu spät.

Der Futurist.
Während meines Aufenthalts in Japan treffe ich noch auf einen waschechten Zukunftsforscher. Morinosuke Kawaguchi, ein jugendlich wirkender Mittfünfziger mit Brille und kurz geschnittenem Haar, zeigt Firmen und Regierungen weltweit, wie sie mit neuen und neuesten Entwicklungen umgehen können. Er betreibt als wohl bekanntester Futurist des Landes mitten in Tokio die Morinoske Company, ein kreatives Zukunftslabor. Wir sehen uns mitten im Modebezirk Ginza in einem Café, in dem reiche Frauen gerne ihren Nachmittagstee einnehmen – und reden ironischerweise als Allererstes über die Vergangenheit.

»Früher war in Japan das Familiensystem das Wichtigste für die eigene Existenz, es war die Raison d'Être, die Zentrifugalkraft, die alle Menschen vereinigte. Doch das verliert an Bedeutung, und zwar ziemlich schnell.« Die Familien würden immer kleiner, und der Individualismus habe im Land einst bedeutende Mächte wie die Religion ersetzt.

Alte Menschen, die keine Kinder haben oder von diesen entfremdet sind, stellen sich die Frage, was mit ihren Gräbern passieren wird, sagt Kawaguchi. »Deshalb gibt es den Trend, die Asche einfach ins Meer werfen zu lassen. Familiengräber werden geschlossen.« Mönche, die ihr Einkommen aus religiösen Diensten an den Toten beziehen, hätten ein großes Problem. Auch der Familienname, dessen Weitergabe einst so wichtig war, verliert offenbar an Wert und Bedeutung in der japanischen Gesellschaft. Bekamen Familien früher auf natürliche Weise keine Kinder, die Namensträger geblieben wären, wurde aus diesem Grund schon mal adoptiert – nur um die Weiterexistenz des Clans zu sichern.

Kawaguchi glaubt, dass es große Veränderungen beim Männerbild in Japan gibt, die zum Teil noch aus dem vor über fünfundsiebzig Jahren verlorenen Zweiten Weltkrieg herrühren. »Seither fragen sich die Männer: Warum bin ich hier?«

Heute lebe man in einer Gesellschaft, die »ungefährlich und sicher« sei. Der frühere männliche Kampfgeist ist weniger wichtig, hat seine Schuldigkeit getan. Auch die Beziehung zwischen Mann und Frau habe das verändert, es führt zu Unsicherheit. »Männer erlitten einen Wertverlust«, denn Krieg sei früher als »ultimativer Wettkampf« gesehen worden, sagt der Zukunftsforscher. Japan musste sich nach dem Krieg auf Druck der Sieger, der Vereinigten Staaten von Amerika, völlig verändern – und alles vergessen, was dem Land zuvor beigebracht wurde. »Vor dem Krieg wurde einem Mann gelehrt, ein guter Soldat zu sein. Vor dem Krieg bedeuteten mehr Babys mehr Soldaten.« All das gilt nun nicht mehr.

Was immer davon in der heutigen Generation tatsächlich noch übrig ist – Japan neigt zu einem hohen Grad an Vereinzelung. Was für eine Gesellschaft, die früher ein geschlossenes Kollektiv darstellte, bei dem sich jeder an alle Regeln zu halten hatte (und auch hielt), ein massiver Wandel ist. »Individualismus scheint zu Narzissmus zu führen. Es heißt jetzt immer: ich, ich, ich.«

Gesellschaftliche Strömungen wie die des *herbivore man*

sind für Kawaguchi Speerspitze der Entwicklung. »Die Leute haben heute Angst davor, von Angesicht zu Angesicht zu kommunizieren. Deshalb mögen sie eine indirekte Kommunikation. Manchmal brechen sie diese sogar ganz ab, weil sie nicht verletzt werden möchten.«

Junge Leute in Japan stünden aber auch wirtschaftlich stark unter Stress. »Wenn man ein Baby hat, muss man viel Geld investieren. Wenn man Angst vor der Zukunft hat, weil es eine Arbeitsplatzunsicherheit gibt, bekommt man lieber kein Kind.« Früher seien Kinder für eine Familie ein »Profitcenter« gewesen, heute seien sie ein »Costcenter«.

Für die kommenden Jahre erwartet Kawaguchi den verstärkten Einsatz von Robotern in Japan: »Die Robotisierung kann im Rahmen des Bevölkerungsrückgangs helfen, aber auch zu großen Jobverlusten führen.«

Mr. Roboto, übernehmen Sie.

Die Sache mit den Robotern interessiert mich. Zum Abschluss meiner Reise mache ich daher einen Ausflug nach Nagoya, 350 Autobahnkilometer von Tokio entfernt – zu Leuten, die direkt mit dem Thema befasst sind. Ich nehme den Tokaido-Sanyo Shinkansen, der dafür nur zwei Stunden braucht. Der Hochgeschwindigkeitszug rast durch die Landschaft, während ich am Bahnhof gekauftes Essen verspeise, wie das alle Japaner machen. Das Wetter unterwegs ist scheußlich, mit Nebel und Wolkenbrüchen entlang der Strecke, aber ich sitze im schönen, ordentlichen, rasenden Warmen.

Mein Ziel ist ein Innovationslabor des Technikkonzerns Panasonic, der in Nagoya unter anderem an Robotern für die Unterstützung alter Menschen forscht. Das ist ein zunehmend lukratives Feld, denn so lassen sich Kosten sparen und weniger Menschen in der Pflege beschäftigen, von denen es sowieso schon längst viel zu wenige gibt.

Japan hatte es schon immer mit Robotern, und das Land hat auch keine Scheu, sie zu vermenschlichen. Auf einen Humanoiden treffe ich in Nagoya allerdings nicht, sondern auf ein Kooperationsprojekt von Panasonic mit der örtlichen Hochschule, bei dem es um die längerfristige Gesunderhaltung alter Menschen geht.

Das weitläufig geprägte Image ist, dass Japaner vergleichsweise lange gesund bleiben, was man abwechselnd den guten Genen, der Ernährung mit viel Fisch oder der Tatsache zuschreibt, dass die Leute lange aktiv bleiben. In Wahrheit kämpfen japanische Krankenhäuser und Altersheime aber genauso mit den vielen kleinen und großen Zipperlein alter Menschen, wie man sie auch von Senioren in Westeuropa kennt.

Ein großes Problem dabei ist mangelnde körperliche Betätigung. Obwohl Japaner traditionell viel zu Fuß gehen, reduziert sich ihr Bewegungsradius mit dem Lebensalter mehr und mehr. Mancher Senior legt dann pro Tag vielleicht noch hundert Meter zurück. Das Projekt des Elektronikriesen Panasonic in Zusammenarbeit mit dem Mobility Innovation Center der Universität Nagoya will daher mit Robotertechnik nachhelfen, dass sich Senioren mehr bewegen. Das von ihnen entwickelte Gerät soll alte Menschen nicht nur fit halten, sondern auch vorbeugend wirken: Je mehr Bewegung, so die Strategie, desto gesünder bleiben sie auch.

In einem Forschungsraum im Bauch des National Innovation Complex (NIC) im Chikusa Ward, wo auch Wissenschaftsprojekte in Zusammenarbeit mit Toyota und anderen japanischen Großkonzernen durchgeführt werden, kann man sich ansehen, was das praktisch heißt: Die Experten haben einen Rollator robotisiert. Die Gehhilfe auf vier Rädern hat Elektromotoren und Bremsen eingebaut – außerdem ein Tablet mit Anzeige, auf der der Benutzer Einstellungen vornehmen und sich Fakten wie zurückgelegte Entfernung und Geschwindigkeit ansehen kann.

Die Idee hinter dem Walking Assistance Robot ist simpel: Senioren sollen dazu motiviert werden, sich mehr zu bewegen, ohne dass sie Gefahr laufen, sich zu verletzen. Statt zu einem gewöhnlichen Rollator greifen sie zum robotischen Assistenten – der im Übrigen kaum anders aussieht als ein (wenn auch modern designtes) »analoges« Pendant.

Das war Absicht, erläutern die Forscher: So will man den Senioren die Angst vor Technik nehmen, die sie möglicherweise überfordert. Stattdessen sind auf dem Display bunte, leicht verständliche Anweisungen zu lesen, und das System erläutert mit einer freundlichen Stimme, was zu tun ist.

Der Walking Assistance Robot macht im Betrieb Spaß: Im NIC kann man mit ihm eine Runde über eine Art Indoor-Sportplatz drehen. Das System gibt ständig Auskunft darüber, wie flott man unterwegs ist – ist die Nutzung zu anstrengend, hilft der integrierte Motor, das Tempo zu drosseln, möchte man sich stärker engagieren, kann das Schieben auch schwerer werden. Nach der zuvor festgelegten »Trainingssitzung« bekommt der Senior virtuelle Punkte gutgeschrieben – das System ist also ähnlich »gamifiziert«, wie man es von Fitness-Trackern kennt.

Aktuell ist der robotische Rollator nur für Innenräume geeignet, das System an sich ist aber ausentwickelt. Durch die Produktionshilfe von Panasonic sieht es auch aus, als könnte der Walking Assistance Robot in den Handel gehen. Geplant ist allerdings zunächst, das durch künstliche Intelligenz gestützte System an Altersheime und Krankenhäuser zu vermieten. Um die 400 Euro im Monat soll das dann pro Gerät kosten.

So ist der Weg zum echten Pflegeroboter, der Altenpfleger ersetzen könnte, noch weit. Bei Panasonic bastelt man aber auch an einem Haarwaschsystem, das teure Friseure einsparen kann, sowie einem Folgeroboter, der beim Einkaufen hilft. Auch den konnte ich im Labor in Nagoya sehen. Die Idee dabei ist, dass Senioren beim Shoppen keine schweren Taschen schleppen müssen. Stattdessen fährt der Roboter mit großer – natürlich abschließbarer – Cargokapazität einfach ein paar Schritte hinter seinem Besitzer hinterher. Treppensteigen kann er allerdings noch nicht, er rollt bloß.

※

Vielleicht sind am Ende die Roboter die Rettung der Menschheit. Wie Japan zeigt, gibt es bereits Automaten, die Arbeiten verrichten können, für die uns die Menschen künftig fehlen werden. Und im Grunde fehlt mir jetzt eigentlich nur noch ein Roboter, der dafür sorgt, meinen Kinderwunsch Wirklichkeit werden zu lassen. Am künstlichen Uterus wird bereits geforscht. Was ist mit der Herstellung von künstlichen Spermien für unfruchtbare Männer?

Ich kann mich nach wie vor nicht mit dem Gedanken von Fremdsperma zur Familiengründung anfreunden. Obwohl alles, was ich in Japan erfahren habe, meinen Wunsch nach einem langfristigen Fortbestand unserer Gesellschaft durch die Zeugung eigener Kinder noch verstärkt hat.

Ich möchte nicht, dass wir in wenigen Jahrzehnten auch in Deutschland auf eine vergreiste Gesellschaft schauen, in der die Alten zunehmend einsam sterben und die Jungen immer größere Ängste gegenüber traditionellen Partnerschaften und klassischer Familiengründung entwickeln. Doch der Trend geht klar dorthin.

Japan ist uns einige Jahre voraus und zeigt bereits eindrücklich, dass wir als Gesellschaft alles daransetzen sollten, diesen Trend umzukehren. Es ist bedauernswert, dass immer mehr potenziell tolle Eltern, egal wie ihre sexuelle Orientierung aussieht, ob sie dem klassischen Rollenbild entsprechen oder eher Trends wie dem »grasfressenden Mann« folgen, die Möglichkeit der eigenen Fortpflanzung verstreichen lassen. Ich verstehe die Angst vor der Verantwortung als Eltern und das Streben nach möglichst langer individueller Entfaltung im Privat- und im Berufsleben, schließlich habe ich selbst mich viel zu lange vor der Frage nach dem Kinderkriegen gedrückt.

Diese Einstellung ist aber nicht zukunftsfähig. Sie führt gesamtgesellschaftlich in die Sackgasse. Kinder sind toll, Kinder bringen uns weiter, Kinder verhindern, dass wir stehen bleiben, dass wir irgendwann völlig allein dastehen. Na ja, nicht völlig allein, denn der eine Roboter wird uns die Einkaufstaschen tragen, der andere wird uns vorgaukeln, wir hätten noch jemanden, mit dem wir reden können. Menschsein ist für mich etwas anderes, richtiger Kontakt und so, aber vielleicht bin ich da inzwischen auch ein bisschen zu altmodisch.

13 Israel: Vatersein

An der Klagemauer.
Wer nach Israel kommt, so warnen klinische Psychiater, muss sich vor dem Jerusalem-Syndrom hüten. Es besagt, dass, wer die heilige Stadt betritt, schnell – im Kopf wie in der Praxis – Anstalten macht, selbst der nächste Messias zu sein. Ob es am Wetter liegt, der trockenen Luft, den vielen historischen Gebäuden oder der Tatsache, dass man wortwörtlich den Spuren Jesu hinterherlaufen kann – es mag sich mir nicht erschließen.

Ich will eigentlich nur kurz zur Klagemauer, ein paar Wunschzettel abgeben, um dann endlich Dr. Hagai Levine vom Hadassah Medical Center und der Hebrew University of Jerusalem persönlich zu treffen, den Mann, der leider weiß, wie düster unsere fortpflanzungstechnische Zukunft aussehen könnte, wenn wir nicht aufpassen. Gut zwei Jahre ist das Erscheinen seiner aufsehenerregenden Studie zum Niedergang der Fruchtbarkeit beim Mann in der westlichen Welt mittlerweile her. Ich will wissen, was sich seither getan hat.

Bei meiner Ankunft ist mir dieses Land gleich sympathisch. Die Menschen sind freundlich und relaxt, stressen sich und andere nicht und haben dennoch eine bewundernswerte Streitkultur (zwei Juden, drei Meinungen), von der wir uns in Berlin eine Scheibe abschneiden könnten.

Der kürzlich fertiggestellte Schnellzug zwischen dem

Flughafen Ben Gurion in Tel Aviv und der Station Yitzhak Navon in Jerusalem bringt mich rapide durch und über gewagte Tunnel und Brücken ins Zentrum der israelischen Hauptstadt; mein Sitznachbar, ein alter arabischer Israeli mit schlechten Zähnen, gibt sich begeistert. Der Zug kostet, weil die Strecke gerade so frisch eingeweiht ist, keinen Neuen Schekel. Mein wunderbares Zimmer in einem traditionsreichen Hotel geht zur Jerusalemer Altstadt hinaus.

Am nächsten Tag statte ich, wie geplant, der Klagemauer einen Kurzbesuch ab. Zwei nette Sephardim versuchen mir dabei zu helfen, korrekt zu beten, was ihnen leider völlig misslingt. Ich stopfe streng geheime Nachrichten an Gott in eine opportune Stelle, küsse die Mauer und gehe auf dem Rückweg außen an der Altstadt vorbei, hoch und runter, durch Parks, Gärten und wunderbare Wohnviertel. Dabei sage ich einigen Katzen Hallo, die hier sicherlich ein schönes, warmes Leben haben. Es ist alles kribbelnd aufregend und herzerwärmend zugleich, ein Mehrfachgefühl, das sich nur schlecht beschreiben lässt. Während die Leute am Tag meiner Ankunft noch mit dicken Jacken durch kalten Nieselregen stapften, scheint nun eine warme Sonne auf den Meleke, und alles ist strahlend hell.

Im Gespräch.

Kurze Zeit später mache ich mich im Taxi zum Hadassah-Krankenhaus auf, das auf einer Erhebung in Ein Karem liegt, zehn Kilometer von meinem Hotel an der King David Street entfernt. Der vielleicht fünfundfünfzigjährige palästinensische Taxifahrer setzt, nachdem ich ihm erzähle, dass ich aus Deutschland sei, zu einer anti-israelischen Tirade an. Ich frage ihn, ob er mit seinen jüdischen Kollegen zurechtkommt.

Die seien alle nett, sagt er, »aber diese Regierung ...!« Eine gewisse Paradoxie erkennt er darin nicht, schließlich sorgt die dafür, dass er auf dieser wunderbaren Straße entlangrollen kann, die schlaglochfreier ist als alles, was Berlin zu bieten hat. Als ich am Hadassah aussteige, versucht er noch, mich zu betuppen. Als ich eine Quittung verlange, fällt ihm auf, dass er sich um 20 oder 30 Schekel »verrechnet« hat. Ich gebe ihm trotzdem ein großzügiges Trinkgeld und verabschiede mich höflich.

Im Krankenhaus weiß ich in der weitläufigen Eingangshalle zuerst nicht, wo ich hinmuss. Es ist ganz anders als ein deutsches Spital, denn es ist ein auskömmliches Einkaufszentrum angehängt. Das macht die Atmosphäre angenehm entspannt, man denkt nicht zuerst ans Kranksein, wenn man das hier alles sieht. Ich rufe Dr. Hagai Levine an und verabrede mich mit ihm an einem Café.

Die Hadassah, eine – eigentlich *die* – zionistische Frauenorganisation aus den Vereinigten Staaten von Amerika, hat die Einrichtung gegründet. Doch es darf natürlich jeder kommen, und es kommt auch jeder. Man sieht fast so viele Kopftücher wie Kippot. Die Leute machen nicht den Eindruck, sich irgendwie unwohl zu fühlen, wenn junge Wehrdienstleistende der israelischen Streitkräfte (Israeli Defense Forces, IDF) sich locker-lässig in Uniform (und gegebenenfalls mit Waffe) neben sie setzen. Es gibt, so zumindest die letzte mir vorliegende Zahl von 2012, rund tausend Betten hier, zusammen mit dem zweiten Standort am Berg Skopus auf der anderen Seite der Stadt sind einunddreißig Operationssäle im Einsatz, neun Intensivstationen betreibt man, viele davon spezialisiert.

Während ich auf den Forscher warte, höre ich einem arabisch-israelischen Grüppchen neben mir am Tisch zu. Sie unterhalten sich auf Arabisch, es sind zwei Männer und eine Frau, die angeregt diskutieren. Mindestens die Frau scheint im Hadassah zu arbeiten, ich sehe ein Krankenhausabzeichen. Der Nahostkonflikt ist hier im Kleinen schon gelöst.

Als Levine die Rolltreppe herunterkommt, wirkt er offen und gelöst. Ein Mann aus meiner Altersgruppe, aber mit einem Erfahrungsschatz, der geprägt ist von einem intensiven Familienleben, das mir ebenso abgeht wie sein militärischer Hintergrund – ein halbes Jahrzehnt war er bei den IDF.

Er ist ein präziser Mann der Wissenschaft. Wenn Levine etwas sagt, hat das Hand und Fuß. Wenn er etwas nicht genau beschreiben kann oder wenn es seine Privatmeinung ist, dann bringt er das zum Ausdruck. Wir begeben uns durch ein Labyrinth an Gängen und Hallen in sein Büro an der Braun School of Public Health and Community Medicine, tief im Inneren des Krankenhauses.

Was eigentlich ein wissenschaftliches Gespräch über die Tatsache werden sollte, dass die Spermienkonzentration und die Spermiengesamtmenge beim westlichen Mann seit 1973 um 50 Prozent zurückgegangen sind, entwickelt sich schnell zu etwas Tieferem: eine Debatte darüber, was Vatersein im Rahmen des Menschseins überhaupt bedeutet.

Levine findet es eine Ironie des Schicksals, dass die Kurzform meines Namens auf Hebräisch »Sohn von« bedeutet – und da hat er recht. »Vielleicht ist Ihre Schwäche oder Ihr Problem ja eine Stärke. Ihre Sterilität wurde zur Inspiration, dieses Buch zu schreiben – und sie könnte dazu führen, dass Sie eine objektivere Perspektive zum Leben haben.« Kinder veränderten alles.

Er selbst hatte nur weibliche Geschwister und keinen Bruder. Das hat ihn geprägt. »Eine meiner Schwestern ist Psychologin, und ihre Masterarbeit war zum Thema Wahrnehmung des Vaterseins bei männlichen Jugendlichen.« Der Mensch denke immer, er sei im Tierreich etwas Besonderes. »Dabei sind wir letztlich nur Tiere mit komplexen sozialen Strukturen und fortschrittlichen kognitiven Fähigkeiten.« Alle von uns verfolgten die Strategie des Überlebens – »und die Reproduktion ist für alles im Leben entscheidend«.

Die Familie des Forschers stammt ursprünglich aus Polen, Litauen und Österreich. Die Vernichtung der Juden in Europa hat die ältere Generation geprägt. »Meine Großmutter hat den Holocaust überlebt, und das setzte sich dann im Denken meiner Eltern über das Leben fest. Also hatten sie sechs Kinder.« Es war allen bewusst, dass es dabei ums Überleben ging. »Der Vater meiner Großmutter hat einmal gesagt, dass das jüdische Volk wie ein Samenkorn ist, das übrig bleibt, wenn alle Samenkörner verbrannt sind. Es reicht, dass eines der Samenkörner überlebt, um ein ganzes Feld voller Getreide wachsen zu lassen.« Auf Hebräisch ist die Bezeichnung für Samenkorn und Samenzelle faszinierenderweise dieselbe.

Seine Generation hat diese Einstellung übernommen. »Ich bin der einzige Junge unter meinen Geschwistern, und deshalb wird mein Familienname nur dann weitergetragen, wenn ich selbst Kinder habe.« Es sei für ihn eine Verpflichtung gewesen und völlig klar, dass er Vater werden würde.

Bei der zweiten und dritten Schwangerschaft seiner Frau trat bei ihr eine Autoimmunerkrankung auf, was zur Folge hatte, dass sie lange im Krankenhaus bleiben musste. Levine, bereits in wichtiger Position in der epidemiologischen Sektion der IDF beschäftigt, musste sich um seine Kinder kümmern. »Vierundzwanzig Stunden am Tag. Und obwohl ich schon vorher ein engagierter Vater war, sorgte dieses Erlebnis dafür, dass ich die vollständige Verantwortung für meine Kinder übernehmen musste.« Er tat all das, was eine Mutter sonst bei Kleinkindern tut. Das habe seine Familiendynamik verändert. »Sie ist gleicher als üblich, weil ich alle Rollen übernehmen konnte. Es ist nicht einfach so, als könnte man sagen, ich hätte nur der Mutter geholfen. Wir sind gleichwertige Partner.«

Nicht nur Samenspender.
Levine sieht ein Problem darin, wie Väter in der Medizin heute betrachtet werden. »Das ist ein sehr technischer Ansatz, dabei ist die Vaterrolle so wichtig. Die Medizin und die Gesellschaft an sich betrachten Väter manchmal nur als Samenspender. Natürlich kommt das Sperma von ihnen, aber das reicht eben nicht.« Man müsse nur einmal mit Evolutionsbiologen und Ökologen reden, welche vielfältigen Rollen Väter bei der Reproduktion und in den sozialen Systemen hätten. »Und wie stark dies das Verhalten bestimmt.«

Wir kommen auf die Angst der Männer vor der Sterilität zu sprechen. »Männer, das wissen wir, fürchten Impotenz, sie sehen es als Zeichen von Schwäche. Fertilität ist etwas ganz anderes. Im großen Sinne ist sie viel wichtiger als Potenz. Potenz ist das eine, doch Zeugungsfähigkeit ist etwas, das ganz, ganz tief in uns steckt.« Das Tabu des sterilen Mannes bleibt ein großes. Das gelte nicht nur in traditionellen Gesellschaften, da sei es nur deutlicher zu merken. »Auch in entwickelten Ländern wollen die Leute nicht darüber nachdenken, nicht darüber reden. Reproduktion wurde zur reinen Frauensache.«

Das spiegele sich in sozialen Fragen wider. »In Israel ist die Situation besonders speziell, weil sowohl die jüdische als auch die muslimische Population Fruchtbarkeit für so wichtig hält. Es ist ein zentrales Element der Selbsterfüllung.«

Natürlich hat dies eine politische Komponente: Wer Kinder hat, bestimmt die Zukunft. In Israel ist die Geburtenrate für ein westliches Land enorm hoch, sie liegt mit 3,11 Kindern pro Frau (Zahl von 2016) signifikant über der Erhaltungsrate. Dies ist nicht mehr nur einer Nachwirkung des Holocaust oder der Tatsache geschuldet, dass es viele orthodoxe Juden mit großer Nachkommenschaft gibt. Selbst liberale, säkulare Israelis haben vergleichsweise viele Kinder. Die Forschung versucht dies teilweise mit dem Vorbildeffekt zu erklären: Wenn das Umfeld schon auskömmlich viel Nachwuchs hat, möchte man nicht zurückstehen. In Berlin würde man es wohl das Prenzlberg-Syndrom nennen.

Levine sieht das Problem, von dem mir viele Forscher bei den Recherchen zu diesem Buch berichtet haben: Die Wissenschaft schenkt dem Mann in der Fortpflanzungsmedizin zu wenig Beachtung. Was in der Allgemeinmedizin mit Frauen passiert ist, bekommt hier nun der Mann voll ab. »Es gab da eine chauvinistische Einstellung. Weibchen wurden in Tiermodellen genauso wenig untersucht wie in der Forschung am Menschen. Bei denen gab es einen Zyklus, die Hormonwirkung – all das hat man entweder nicht verstanden, oder man wollte sich nicht damit beschäftigen. Schon Freud hat ja gesagt, er habe nie verstanden, wie Frauen dächten.« Sowohl vor als auch nach der Zeugung werde nun aber der Vater vernachlässigt. »Wir kümmern uns immer mehr um die Mutter.«

Doch was bedeutet Vatersein überhaupt? Die feministische Revolution, die seit Jahrzehnten voranschreitet, stellt die Grundsatzfrage, was Männlichkeit überhaupt bedeutet. »Früher war es normal, die zu zeigen. Es gibt Studien über das Verhalten von Müttern und Vätern, die nachgewiesen haben, dass Väter für ein risikoreicheres Verhalten stehen, dass sie genauso wichtig für die Entwicklung der Kinder sind.«

Levine erzählt von seinem Sohn, der unbedingt ein Schweizer Taschenmesser haben wollte. »Ich war in Belgien und flog über Zürich zurück. Dort sah ich dieses Messer und kaufte es, weil er es unbedingt haben wollte.« Der Junge sei sehr verantwortungsbewusst, doch eines Tages habe er sich dann geschnitten, und zwar ziemlich tief. »Ihm schoss das Blut aus dem Finger heraus. Glücklicherweise bin ich Arzt und konnte ihn behandeln.« Seine Frau habe gesagt, er sei verrückt. »Warum gibst du ihm denn ein Messer?« »Ich erklärte ihr, dass meine Rolle als Vater die ist, meinem Jungen auch ein Messer zu geben. Er muss damit umgehen lernen und wissen, wie er sich schützt.«

Als Levine bei den Streitkräften war, gab es einen Slogan. »Er lautete: ›Schau dir an, was ich tue, und mach es mir nach.‹« Es gehe stets darum, ein Vorbild zu sein. »Das ist das zentrale Element.« Er habe nie Angst davor gehabt, ein Vater zu sein, weil das Wichtigste dabei sei, ein Vorbild zu sein. Dazu müsse man nicht perfekt sein.

Wir lebten heute in einer Welt, in der wir uns auf Politik, Unterhaltung, die Konsumgesellschaft konzentrierten, uns von Werbung beeinflussen ließen und dabei das Wichtigste vergäßen – unsere Fortpflanzung. »Ich denke, es ist fast so wie beim Klimawandel.« Die Frage, warum die Fruchtbarkeit beim Mann zurückgeht, kann auch Levine nicht beantworten. Er erhofft sich hier deutlich mehr Geld für Forschung. Klar sei aber, wir lebten im Zeitalter der chemischen Revolution und seien mittlerweile Tausenden von Chemikalien ausgesetzt, die es früher nicht gegeben habe. »Und wir wissen nichts über die Auswirkungen.«

In der Forschung arbeiteten Menschen. »Jeder Wissenschaftler ist auch ein Mensch. In der Forschung muss er objektiv sein, das ist Voraussetzung, aber es gibt immer auch eine Form der Motivation, warum man das tut.« Für ihn sei dies von der Frage bestimmt, was es heißt, ein Vater zu sein. Deshalb sei ihm eine Prävention der Sterilität so wichtig. »Wir sollten das Problem nicht ignorieren, sondern es bei den Hörnern packen. Wir müssen sagen, dass wir ein Problem haben.«

Dazu gehört auch mehr Vorsorge. Als sein Vater von seiner Studie zur Spermienkonzentration gehört habe, meinte er, jeder Achtzehnjährige solle am besten sein Sperma testen und dann einfrieren lassen. »Sie sind jetzt in der unglücklichen Situation, das nicht getan zu haben«, meint er. Und in der Tat – ich habe keine Ahnung, ob meine Sterilität erst vor Kurzem entstanden ist oder schon seit Geburt bestand.

❦

Es wird langsam Abend über Ein Karem. Levine und ich reden noch ein bisschen über das Problem, das die Wissenschaft mittlerweile mit dem Internet hat. Glaubwürdigkeitsfragen, Fake News und der Impfverweigerungstrend greifen gerade in besonders »aufgeklärten«, liberalen und grünen Kreisen um sich. Das bereitet ihm als Experten für öffentliche Gesundheit besondere Bauchschmerzen. »Natürlich müssen wir als Forscher die Meinung anderer Leute respektieren und sagen, dass wir nicht die absolute Wahrheit besitzen. Wir brauchen aber wieder öffentliches Vertrauen in die Wissenschaft. Wir müssen mit den Leuten reden und ihnen zuhören.« Es reiche nicht mehr aus zu sagen: »Ich bin ein Forscher, glaube mir! Wir müssen Vertrauen zurückgewinnen.«

Auf dem Rückweg ins Zentrum Jerusalems steige ich um auf den öffentlichen Nahverkehr und erlebe, wie flott ein Gefährt der Busgesellschaft Egged um Straßenecken sausen und trotzdem auf den Zentimeter genau an Haltestellen stehen bleiben kann. Es liegt Frühlingsstimmung in der Luft, obwohl es erst Ende Januar ist.

Kurz vor dem Schlafengehen durchstreife ich Ha-Meshulash, das Dreieck in Downtown mit der Fußgängerzone, sehe das Frumin House, in dem die Knesset in den ersten Tagen des Staates Israel ihren Sitz hatte. Ich gönne mir eine Pizza, kaufe meiner Frau einen Pullover der IDF in einem Army-Surplus-Store und denke bei alledem lange über das Gespräch mit Levine nach. Was meine Gedanken in Schwingungen versetzt, sind weniger die wissenschaftlichen Aspekte der männlichen Sterilität (so wichtig die sind, aber mit denen beschäftige ich mich ja schon lange), sondern die persönliche Seite, wie dieser Mann als Vater agiert. Er hat sein Leben, wie ich finde, genau richtig gestaltet. Er teilt die Aufgaben gerecht mit seiner Frau, kann auch mal »Mutter« sein, wenn die nicht da ist, öffnet sich emotional gegenüber seinen Kindern und bleibt dabei trotzdem ein Mann. Er könnte ein Vorbild für mich sein, sollte ich doch noch irgendwann selbst Vater werden.

Alija.
Am nächsten Morgen schaue ich vor meinem Abflug noch bei Dr. Dov Maimon vom Jewish People Policy Institute (JPPI) vorbei, um zu erfahren, was es mit der äußerst agilen israelischen Bevölkerungsentwicklung auf sich hat. Der Thinktank, der sich mit dringenden Zukunftsfragen beschäftigt, hat seinen Sitz auf dem Givat Ram Campus der Hebrew University of Jerusalem. Im Viertel befinden sich viele der wichtigsten Institutionen des Landes, die Busfahrt aus dem Zentrum wird zur Sightseeingtour. Ich komme an der Knes-

set, dem Obersten Gerichtshof, der Bank of Israel und vielen Ministerien vorbei. Es ist ein schöner, warmer Wintertag, und mein Jackett ist fast zu heiß.

Ich finde meinen Weg über den Campus, vorbei an hübschen Studentenwohnheimen. Das JPPI ist sehr international. An der Tür öffnet mir Sharon Shilo, eine Dame mittleren Alters, die ursprünglich aus Südafrika stammt und hier die Administration in festen Zügeln hält. Wir unterhalten uns kurz über die aktuellen Entwicklungen in ihrer Heimat, in der es gerade wieder unruhig geworden ist. Barry Geltman, ein Fellow mittleren Alters, den ich ebenfalls kurz sehen kann, hat einen nordamerikanischen Akzent.

Dov Maimon stammt ursprünglich aus Paris, sein Englisch hat den eindeutigen Touch seiner französischen Muttersprache. Er lebt schon lange in Israel, hat am Technion in Haifa studiert, an der Sorbonne in Paris und an der Wirtschaftshochschule INSEAD in Fontainebleau. Ursprünglich ist er Ingenieur und kennt sich bestens mit Themen der Wasserversorgung und Waldwirtschaft aus, doch das kombinierte er schnell mit Geistes- und Religionswissenschaft. So hat er auch einen Master in religiöser Anthropologie und einen Doktortitel in Islam- und Mittelalterwissenschaften. Parallel zu seinem Studium am Technion besuchte er die Beit Morasha in Jerusalem und ist ausgebildeter sephardischer Rabbi – natürlich mit Großfamilie, ich sehe ein Bild seiner vielen Töchter auf dem Schreibtisch.

Ich bin auf Maimon gestoßen, weil er sich intensiv mit der Demografie Israels beschäftigt. So hat er für die Regierung unter Benjamin Netanjahu an einem Aktionsplan gearbeitet, jüdische Menschen aus Frankreich nach Israel zu holen, ihnen also die Alija, wie man die Rückkehr nach Eretz Israel nennt, zu erleichtern. Demografie ist in Israel immer auch politisch, denn das Land kann sich nur dann in einem Umfeld, das ihm weitgehend feindlich gesinnt ist, behaupten, wenn in ihm genügend Menschen leben.

Zu Beginn unseres Gesprächs erzählt mir Maimon einen Witz. »Da war dieses jüdische Mädchen in der Schweiz. Sie hatte fünf oder sechs Kinder. Ihr Arzt, der Nichtjude war, sagte zu ihr: ›Frau, du bist doch komplett verrückt, du verstehst nicht. Wie viele Kinder willst du denn noch?‹ Und sie antwortete: ›Sechs Millionen! Und das ist erst der Anfang!‹«

Kinder, sagt Maimon, seien immer ein Zeichen von Optimismus in die Zukunft. Sie seien Energie für ein Land. Und natürlich sei die hohe Kinderzahl in Israel auch »eine Art Revanche«. Doch das sei nicht alles. Selbst die Start-up-Nation, die das Land darstellt, mit seiner technologischen Führung und seinem Hightech, sei ein Weg, der Welt zu zeigen, dass man Mensch sei. »Wenn die Nazis uns gesagt haben, wir seien Untermenschen, dann zeigen wir ihnen jetzt, was wir für Menschen sind.« Das ziehe sich durch alle Bereiche, etwa den Sport. »Wenn die israelische Mannschaft im Judo irgendwo auf der Welt Wind macht, brüllen wir alle: ›Yeah, wir haben es geschafft!‹« Es gehe um die Schaffung eines jüdischen Selbstvertrauens, individuell und kollektiv.

Das klappt, bezogen auf die Fertilität, außerordentlich gut. Maimon zitiert Statistiken über die aus der ehemaligen Sowjetunion stammenden Neueinwohner. Juden aus den GUS-Staaten kamen im Anschluss an die Wende nach Israel, nach Deutschland, in die USA oder nach Australien. Doch nur in Israel hätten sie auch wirklich viele Kinder. Es gebe keinen Unterschied zwischen ihnen und der alteingesessenen Bevölkerung, deren Geburtenquote pro Frau deutlich über der Erhaltungsrate liegt. Kinderkriegen, so scheint es hier, ist ansteckend. »Die Leute schauen sich an, was andere Menschen tun. Man heiratet, weil das alle anderen machen, man hat Kinder, weil das alle anderen machen. Sogar für die Scheidung gilt das«, sagt Maimon und lacht.

Die Schoah sei natürlich immer noch im kollektiven Gedächtnis verankert und unterbewusst da. Ihre Verarbeitung speise auch einen Teil der Kreativität der Menschen, so Maimon, sei sie nun kulturell oder technologisch. Es ist die Selbstverpflichtung des Überlebenden. Und diese gibt Kraft, Neues zu wagen, so sehr sie aus furchtbarem Leid geschöpft ist. Maimon erzählt von einer französischen Schokoladenfabrik, bei der er gerade dabei ist, sie nach Israel zu holen. »Dreihundert Arbeitsplätze!«

Vergleicht man Europa mit Israel, das wird mir im Laufe des Gesprächs mit Maimon klar, erkennt man schnell, dass es einen entscheidenden Unterschied gibt. Während das Heilige Land eine kollektive Vision hat, den Traum, das Land zu entwickeln und voranzubringen, scheinen solche Ideen in Europa seit Jahren im Abschwung begriffen. Die grenzenlose Freiheit, die wir einst anstrebten und deren Fehlen mir aus meiner Jugend noch allgegenwärtig ist – ich kenne noch die Zeit, zu der ich zum Kaufen von Baguette in Frankreich meinen Kinderausweis dabeihaben musste –, ist einem Gewöhnungseffekt gewichen, der kaum einen jungen Menschen hinter dem Ofen hervorlockt.

Politiker, die uns für die alte Vision einer großen Gemeinschaft begeistern, sind kaum noch zu finden. Stattdessen atomisieren wir uns und zerfasern in Individualinteressen, denn die sind modern.

Die Art, wie man Kinder als Element der Zukunft sieht, spielt eine wichtige Rolle, auch in Israel. »Heute gibt es Menschen, die sagen, Kinder zu haben sei ein Verbrechen gegen die Natur.« Als Maimon am Alija-Projekt für französische

Juden gearbeitet hat – 40 000 kamen seit der Jahrtausendwende, zuletzt motiviert durch den zunehmenden islamistischen Terror und Antisemitismus im Land –, habe er sich regelmäßig gefragt, was er da eigentlich tue. »Ich sage meinen Leuten, kommt nach Israel, folgt endlich dem alten Ruf, es wird Zeit. Dabei weiß ich, wie schwer das wird.«

Mehr Menschen bedeuteten weniger Lebensraum für die Natur, weniger Bäume, weniger Ökologie. Gerade in Israel, wo aufgrund der Dürre viel bewässert werden muss und es an Mutterboden fehlt. »Wir leben so teilweise in einer künstlichen Welt, die auch fragil ist.« Er habe jede Nacht Albträume gehabt. »Einerseits habe ich die Alija beworben, andererseits wusste ich, dass es schwierig werden wird.« Mittlerweile ist Maimon klar, dass man neue Wege beschreiten muss, die Neuankömmlinge ökologisch korrekt und nachhaltig unterzubringen. »Wir sind keine Jäger und Sammler mehr.« Ich bin mir sicher, dass das dem Land gelingen wird.

※

Wie würde meine eigene Vaterrolle aussehen, wenn ich die Chance hätte, Vater zu sein? Ich hatte über viele Jahre Angst davor, Fehler zu machen, wenn ich Kinder haben würde. Nicht zu genügen etwa, oder die Panik, etwas bei meinem Nachwuchs psychologisch zu »versauen«. Es hat mich praktisch gelähmt und über Jahre davon abgehalten, mich überhaupt mit dem Thema auseinanderzusetzen. Wenn ich mir einen Forscher und Vater wie Hagai Levine ansehe oder einen Rabbi und Vater wie Dov Maimon, kommt in mir schnell die Frage hoch, wovor ich überhaupt Angst gehabt habe. Sie leisten Enormes für ihre Gesellschaft und gleichzeitig für ihre Familie. Das ist bewundernswert und doch – ja! – *normal*.

In Israel sind die Menschen ständig mit ihrer eigenen Sterblichkeit konfrontiert. Nicht nur, weil sie die Bürde der unsagbar schmerzvollen Erinnerung an die Schoah in sich tragen, sondern auch, weil Terror und Raketenangriffe noch immer trauriger Alltag sind. Dennoch setzen die Israelis auf die Geburtenrate bezogen mehr Kinder in die Welt als in jedem anderen westlichen Land. Daran sollten wir uns ein Beispiel nehmen. An diesem Mut und an dieser Zukunftszugewandtheit.

Mein Treffen mit Levine hat mich intensiv darüber nachdenken lassen, was Vatersein überhaupt für mich bedeutet. Ein schönes Beispiel ist die Geschichte mit dem Taschenmesser, das er seinem Sohn mitgebracht hatte – trotz der Gefahr einer möglichen Verletzung. Tatsächlich sehe ich es mittlerweile auch als Aufgabe mindestens eines Elternteils an, den Nachwuchs angstfrei an potenziell gefahrvolle Seiten des Lebens heranzuführen und ihm zu erklären, wie mit diesen umzugehen ist. Und Vatersein heißt für mich auch, ein Element im Leben des Nachwuchses zu sein, das ihm eine feste Basis für seine spätere Unabhängigkeit bietet. Das traue ich mir inzwischen zu. Jetzt müsste nur noch mein Körper mitspielen.

14 Wissenschaft

Zurückbesinnung.
Es ist ganz erstaunlich, ja, sogar außerordentlich erstaunlich, welche Fähigkeiten zur Verdrängung der Mensch besitzt. Ich schreibe nun schon so viele Monate an diesem Buch. Ich recherchiere und reise, spreche mit Betroffenen, versuche, mich in sie hineinzuversetzen, nehme mir Zeit, über das große Ganze und das kleinste Kleine nachzudenken, wenn es um Sterilität und Infertilität des Mannes geht.

Dabei habe ich mich selbst, das merke ich jetzt, völlig aus dem Blick verloren. Ich bin noch keinen einzigen Schritt weiter, was mein eigenes Vorgehen betrifft. Ich merke sogar, dass ich beginne, Details zu vergessen, meine persönliche Patientengeschichte zur Seite zu schieben beziehungsweise sie so zu interpretieren, als sei es nicht ich, um den es hier geht, sondern irgendein anderer Mensch. Ich werfe mit Fachbegriffen um mich und erkläre damit anderen Leuten mein Schicksal. Dabei ist das alles ziemlich weit weg. Ich distanziere mich quasi von mir selbst, indem ich mich der Sache thematisch annähere, dies aber professionell und nicht persönlich tue.

Nein, so war das mit diesem Buch nicht geplant, sage ich leise zu mir, als ich an einem viel zu heißen Berliner Tag versuche, ein paar klare Gedanken zu fassen. Die Wohnung ist abgedunkelt, der Hund hat sich in den Flur in sein Körbchen verzogen, weil es dort noch relativ kühl ist. Es ging doch darum, dass du die Sache irgendwie bewältigst! Einen Entschluss fasst, was zu tun ist, zu einer Entscheidung kommst! Zumindest emotional etwas erreichst mit dem ganzen Leid! Menschlich vielleicht irgendwie wächst an dieser unmöglichen Aufgabe!

Ein guter Schritt wäre schon mal, mir einen Überblick zu verschaffen, wo ich überhaupt stehe. Ich gehe also meine Unterlagen durch. Der Ordner liegt irgendwo vergraben im Schrank oder auf dem Schreibtisch. Gut, da ist er ja.

Medizinisch-industrieller Komplex.

Ich blättere los. Da wären zunächst drei humangenetische Untersuchungen, die angestellt wurden, um festzustellen, ob es für meine Azoospermie womöglich eine im Erbgut feststellbare Erklärung gibt. So erfolgte zunächst eine Genanalyse auf zystische Fibrose, auch unter dem Namen Mukoviszidose bekannt. Diese Stoffwechselkrankheit wirkt sich oft auch auf die männliche Fruchtbarkeit aus: Es kann der Samenleiter fehlen. Ich habe zwar keinerlei Symptome, doch im Rahmen der Diagnostik einer Fertilitätsstörung wird dennoch der entsprechende Genbereich CFTR auf Mutationen gescreent – nach einer Blutentnahme. Es gab weder klassische Mutationen noch nicht-klassische Genveränderungen. »Hiermit sind mehr als 90 Prozent der in der mitteleuropäischen Bevölkerung bekannten CFTR-Mutationen ausgeschlossen«, heißt es im Befund. Das sogenannte A-priori-Risiko, dennoch Anlageträger für eine nicht erkannte Mutation zu sein, reduziere sich auf zirka 0,4 Prozent. Das ist es also höchstwahrscheinlich nicht.

Außerdem wurde bei mir eine Hormonanalyse durchgeführt, bei der sich unter anderem zeigte, dass meine

Testosteronwerte zwar okay sind, sich hormonell aber nachweisen lässt, dass der Hoden versucht, Spermien zu produzieren, es aber nicht kann. Dies lässt sich über eine Erhöhung des FSH-Werts (follikelstimulierendes Hormon) erkennen, der bei mir so ausfiel, dass mein Arzt davon ausging, dass die Chancen nicht gering stehen, im Hoden noch Spermien zu finden, die sich extrahieren lassen.

Weiterhin wurde eine Chromosomenanalyse aus kultivierten Lymphozyten, also einem Bestandteil der weißen Blutkörperchen, durchgeführt. Diese diente dazu, festzustellen, ob ich überhaupt geschlechtlich gesehen ein Mann bin. Es kommt durchaus häufiger vor – die Debatte um das »dritte Geschlecht« hat gerade erst begonnen –, dass man zwar über entsprechende Geschlechtsmerkmale verfügt, doch von seiner Chromosomenanlage her gar nicht diesem Geschlecht entspricht. Das ist bei mir nicht der Fall. Meine Chromosomeneigenschaften sind ein »unauffälliger männlicher Karyotyp«, also: 46, XY. Weiterhin über die Untersuchung auszuschließen ist das sogenannte Klinefelter-Syndrom, auch unter 47, XXY bekannt. Diese Männer – ungefähr jeder Fünfhunderste soll betroffen sein – haben aufgrund einer Chromosomenbesonderheit Störungen der Keimdrüsen, die sich auf die Funktion des Hodens (der besonders klein ausfällt) auswirken und sie damit infertil machen. Zudem sind sie oft körperlich und manchmal auch geistig weniger leistungsfähig.

Meine dritte Untersuchung betraf den sogenannten Azoospermiefaktor. Dieser erlaubt es, mittels Genanalyse festzustellen, ob DNA-Veränderungen vorkommen, die ein Ejakulat ohne Samenzellen auslösen. Zweiunddreißig DNA-Orte (Loci) wurden hierfür untersucht, es ergab sich ein unauffälliger Befund innerhalb und an den Grenzen der Regionen AZFa, AZFb, AZFc und den Kandidatengenen YRRM1,

YRRM2 und DAZ. Nach dem »heutigen Stand der Wissenschaft« sei damit die zu untersuchende Yq11-Region ohne Besonderheiten und damit »die Funktion der untersuchten Spermatogenese-Gene intakt«.

All das zusammengenommen bedeutet, dass es zunächst keine Antwort gibt. Es ist weiterhin nicht ausgeschlossen, dass meine Sterilität erbliche Gründe hat, doch ist zumindest kein Azoospermiefaktor nachweisbar. Es ist alles nach wie vor ein großes Fragezeichen, wobei es vermutlich auch nie eine Antwort geben wird, wie es zu meiner Unfruchtbarkeit kam. Unnormal ist das nicht: »Bei etwa 70 Prozent der verhinderten Väter kann keine Ursache für die Infertilität diagnostiziert oder gar eine Therapie angeboten werden«, las ich kürzlich in einer wissenschaftlichen Pressemitteilung.

Die Ärzte denken sowieso eher praktisch und wollen das Problem – die Sterilität – aus der Welt schaffen. Das Kinderwunschzentrum hatte mich nach dem Befund sofort mit Überweisung zum Urologen geschickt, um dort eine TESE, also die Spermienentnahme aus Hodengewebe, durchführen zu lassen. Ich hatte es nicht getan, weil mich die ganze Sache zu sehr aufgeregt hat; ich wollte dem medizinisch-industriellen Komplex für einen Moment entsagen. Stattdessen begann ich mit meinen Recherchen, weil das augenscheinlich meine Art ist, mit Problemen umzugehen.

Münster in Westfalen.

Manchmal liegt das Gute so nah, in meinem Fall ziemlich genau 475 Kilometer von Berlin entfernt, die ich mit einem IC der Deutschen Bahn hinter mich bringe. Dessen Abteilwagen sehen noch genauso aus, wie ich es aus den Achtzigerjahren in Erinnerung habe.

Ich hatte bei meinen Nachforschungen, wer denn zum Thema Azoospermie wirklich top ist, zunächst das International Azoospermia Center an der Stanford University in Kalifornien im Blick. Es liegt mitten in der Hightech-Region Silicon Valley und ist gleich neben einer langen Straße angesiedelt, an der all diese reichen Risikokapitalgesellschaften (die ersten Geldgeber von Google, Facebook, Twitter und Co.) sitzen. Den Flug konnte ich mir zum Glück sparen. Denn es gibt eine derart geballte Kompetenz in Dingen der männlichen Sterilität auch im schönen Nordrhein-Westfalen – an der Westfälischen Wilhelms-Universität (WWU) in Münster, um genau zu sein. Und womöglich sind die bescheidenen Münsteraner sogar besser aufgestellt als die Cowboys, jedenfalls gehören sie zur Weltspitze.

An der WWU forscht der Biologe Prof. Dr. rer. nat. Stefan Schlatt am Centrum für Reproduktionsmedizin und Andrologie (CeRA) zusammen mit seinem Team, das auch aus behandelnden Ärzten der Uniklinik besteht. Damit trifft hier Forschung auf medizinische Praxis, was spannend wie praktisch zugleich ist.

Jeder Mann kann also direkt dort hingehen und sich helfen lassen, wenn er mein Problem hat. Das CeRA besteht aus dem Institut für Reproduktions- und Regenerationsbiologie, der Abteilung für klinische und operative Andrologie und einem universitären Kinderwunschzentrum. Damit ist hier alles unter einem Dach, man kann seine Sterilität behandeln lassen und gleich eine künstliche Befruchtung vornehmen.

Schlatt ist ein waschechter Westfale mit aufgewecktem Blick und blauen Augen. An dem Tag, an dem ich ihn auf dem Campusgelände besuche, ist seine Sekretärin im Urlaub, was er entschuldigt; er muss eine Studentin also zunächst persönlich abwimmeln, bevor er Zeit für mich hat. Neben dem Besprechungstisch blubbert ein Meerwasseraquarium, in dem Clownfische und andere Exoten ihre Bahnen ziehen.

Meine erste Frage lautet, warum so wenig zum Thema Fruchtbarkeit beim Mann geforscht wird. Schlatt hat da eine erstaunlich zupackende Theorie: Männer lassen sich ungern Hodengewebe abschneiden, was die Forschung durchaus blockiert. Während die Entnahme der Gebärmutter oder anderer weiblicher Organe des Fortpflanzungsapparats vergleichsweise häufig vorkommt (oft nach dem Klimakterium). Sind wir Männer also ein bisschen selbst schuld? Andererseits sind natürlich auch die Forschungsetats geringer, weil in der Fortpflanzungsmedizin bei der Frau ja finanziell mehr zu holen ist – schließlich sind die Vorgänge komplexer.

Wir sprechen später noch über eine andere Merkwürdigkeit: Die fehlende psychologische Unterstützung vieler steriler Männer. Bei Transgender-Behandlungen ist es zum Beispiel völlig normal, dass es eine entsprechende Begleitung gibt. »Da wird es komischerweise immer offensichtlich, dass man natürlich psychologische Behandlung braucht. Doch ein ähnliches Symptom ist auch dann vorhanden, wenn man sich als Mann (oder Frau) aufgrund der fehlenden Gametenbildung oder anderer physiologischer Störungen nicht fortpflanzen kann.«

An Schlatts Hochschule gibt es seit 2017 eine interessante Gruppe, die von der Deutschen Forschungsgemeinschaft gefördert wird. Sie heißt »Male Germ Cells: from Genes to Function (KFO 326)«. Eines der Projekte, die zum Start angekündigt waren, handelte davon, sehr feine Unterschiede in unseren Genen – sogenannte Polymorphismen – und deren Zusammenhang mit der männlichen Zeugungsunfähigkeit zu untersuchen. Ist, so hieß es damals, eine spezielle Konstellation der Polymorphismen Grund für die Unfruchtbarkeit, kann eine Therapie mit einem Hormon die Spermienbildung stimulieren, sodass der Betroffene nicht länger infertil ist. »Bisher fehlt jedoch das genaue Wissen, welchen Männern das Hormon helfen kann und welchen nicht.« Am CeRA gibt es hier erste Ideen.

Schlatt, dem ich bei einem früheren Telefonat meine Krankheitsgeschichte heruntergebetet hatte, macht mich noch auf einen möglichen auslösenden Faktor aufmerksam, an den ich nicht gedacht hatte: Parotitis epidemica, den Ziegenpeter, vulgo: Mumps. Wer die berühmten dicken Backen mit Schwellung der Ohrspeicheldrüse und meist dickem Fieber als Kind durchgemacht hat, erlebt in nicht geringer Zahl später Schwierigkeiten bei der Fortpflanzung, weil das Immunsystem bei der Bekämpfung der Viruserkrankung die spermienbildenden Zellen zerstören kann. Diese Mumpsorchitis soll ungefähr 30 Prozent aller Jungen betreffen, die in der Kindheit an Mumps erkranken. Die sind natürlich dann nicht alle steril, aber eine nicht zu ignorierende Chance besteht.

Ich denke lange darüber nach, ob ich betroffen gewesen sein könnte. Da ich absolut kein Gedächtnis für solche Sachen habe – mein Impfpass war über Monate verschollen –, frage ich meine bald neunundsiebzig Jahre alte Mutter. Die weiß so was normalerweise bis auf den Tag genau. Ich bemühe mein Mobiltelefon. »Hatte ich eigentlich mal Mumps? Habe heute mit einem Professor gesprochen, der brachte das auf«, schreibe ich ihr. Die Antwort lässt nicht lange auf sich warten: »Nein, du hattest keinen Mumps, wurdest gegen Mumps geimpft.« Also alles paletti – und wieder keine Antwort auf die Frage aller Fragen.

Ich spreche auch mit Schlatt über eine andere zentrale Problematik der Reproduktionsmedizin: die Tatsache, dass wir viel zu spät mit dem Kinderkriegen anfangen. Ich und meine Frau sind dafür ein passendes Beispiel – und aktuell befinden wir uns haarscharf an jener Grenze, an der eine solche Behandlung überhaupt noch sinnvoll ist. »Das ist ja unser Problem heutzutage«, sagt Schlatt, »die meisten Paare, die wir behandeln, hätten überhaupt keine Behandlung nötig gehabt, wenn sie mit fünfundzwanzig gekommen wären. Wahrscheinlich wäre eine milde Behandlung notwendig gewesen, wenn sie mit dreißig gekommen wären. Sie kommen aber mit neununddreißig oder vierzig!« Die Frau hat dann schlimmstenfalls keinen Eisprung mehr und der Mann keine Spermien. Ein fortpflanzungstechnischer Doppelhammer. »Da ist dann einfach medizinisch nichts mehr zu machen.«

Der Professor findet auch, dass die ständige Verschiebung des Kinderkriegens, wie sie von manchen Medien gerne propagiert wird, völlig fehl am Platz ist. »Das, was in den Zeitungen steht, ist ja völliger Unsinn. Wir hätten möglicherweise nur die Hälfte der Patienten, die heute ärztliche Hilfe brauchen, wenn unsere Gesellschaft gesund wäre und wir uns mit fünfundzwanzig vermehren würden.« Dass sich das ändert, glaubt er nicht. »Die ganzen Reproduktionskliniken brauchen wir, ja, und die brauchen wir auch noch für alle Ewigkeit, weil wir uns am Limit der biologisch vorgegebenen Fruchtbarkeitsphase bewegen.« Alle Reproduktionsmediziner, die Paare behandeln, lebten davon, dass diese ihre Reproduktionsphase verpasst haben.

Stefan Schlatt wurde selbst mit dreißig zum dritten Mal Vater. Mit fünfundzwanzig kam bereits das erste Kind seiner Familie zur Welt. Er erinnert sich noch daran, wie sein Umfeld, das wissenschaftliche Establishment, darauf reagiert hat. Einer seiner damaligen Chefs habe ihm beim zweiten Kind gesagt, er zerstöre seine Karriere. »Wir sind eine kinderfeindliche Gesellschaft.« Mittlerweile wird das zwar langsam etwas besser – das ist wohl den fordernden Millennials geschuldet –, doch das Verschieben der Reproduktion nach hinten geht leider weiter. Schlatt und seine Kollegen werden ihren Job also noch lange ausführen können, weniger wird es sicher nicht.

Das CeRA hat dazu passend ein schönes Logo. Man sieht drei Spermien, die versuchen in eine Eizelle vorzudringen – und drinnen dann den Schriftzug. Mir würde schon ausreichen, wenn ein Samenfaden sein Ziel erreichen würde.

Schlatt ist in Münster indes nicht der einzige Experte zum Thema. Am Institut für Humangenetik, das ebenfalls Teil des Universitätsklinikums ist, suchen Univ.-Prof. Dr. med. Frank Tüttelmann und sein Team nach genetischen Ursachen der männlichen Infertilität. Sie haben unter anderem festgestellt, dass bei Männern mit Azoospermie »sicher weitere, derzeit unbekannte genetische Ursachen eine große Rolle« spielen. Aktuell werden nur bestimmte Faktoren untersucht. Bei Männern, bei denen gar keine Spermien in der Samenprobe nachweisbar sind, liege heute der Anteil bekannter genetischer Ursachen bei etwa 20 Prozent.

»Da es für die Therapie und eine eventuelle Weitervererbung relevant ist, ob eine genetische Veränderung für die Infertilität verantwortlich ist, ist es unser Ziel, den Anteil der ungeklärten männlichen Infertilität deutlich zu senken«, so Tüttelmann & Co. In Zukunft will das Institut unfruchtbaren Männern die Analyse eines sogenannten Gen-Panels anbieten, das die wichtigsten Gene enthält – also über die bereits einschlägig bekannten hinaus. »Dies wird dann eine genauere Abschätzung der Chancen und Risiken, eine bessere Beratung des Patienten und evidenzbasierte Therapieentscheidungen ermöglichen.«

Zum Abschluss meines Besuchs bei Schlatt in Münster führt der mich noch durch die Räumlichkeiten. Die Tour geht durch Labors und Warteräume, Besprechungszimmer, in denen das Team die einzelnen Fälle durchdiskutiert, Treppen hinauf und Treppen hinunter. Mein eindeutiger Lieblingsort ist die Kammer, in der mehrere Damen und Herren die eigentliche künstliche Befruchtung vornehmen. »Die Kollegin dahinten macht gerade eine ICSI«, so Schlatt freudestrahlend. Ich ärgere mich später darüber, dass ich nicht gefragt habe, ob ich kurz mal ins Mikroskop schauen kann.

Der Preis ist heiß.

Alles in allem machen mich die beschriebenen Ideen und Ansätze vorsichtig optimistisch, dass sich künftig in Sachen Bekämpfung der Sterilität beim Mann mehr tun könnte als in den vergangenen Jahren. Dazu muss aber zunächst mehr gesellschaftliches Problembewusstsein her. Nur das führt zu Schritt Nummer zwei: einer wesentlich früheren Diagnostik und Behandlung, die beide zwingend notwendig wären. Hier kommt oft das eine zum anderen: Man fängt zu spät mit dem Kinderkriegen an, es wird eine Unfruchtbarkeit beim Mann festgestellt, die womöglich zu behandeln wäre – doch durch die ganze Aufregung wird dann aus dem Blick verloren, dass ja auch bei der Frau die biologische Uhr tickt. Das ist alles ein problematischer Teufelskreis, aus dem es, wenn wir weiter so spät anfangen, kein Entrinnen gibt.

Das alles hat auch wirtschaftliche Aspekte. Unbehandelte sterile Männer leiden oft im Stillen, was an ihrer Produktivität kratzt. Das kann für die soziale Marktwirtschaft nicht gut sein. Die Betroffenen fühlen sich unverstanden, alleingelassen und in einer Position, in der sie niemanden um Hilfe bitten können. Es ist schwer auszurechnen, was uns das alles Jahr für Jahr kostet. Doch glückliche Menschen kommen uns immer noch billiger als unglückliche. Ihr Chef ist ja auch netter zu Ihnen, wenn zu Hause gerade der Haussegen eben nicht schief hängt.

15 Hilfe holen

Der Prozess.
Im Folgenden will ich einen Ablauf schildern, was konkret passiert, wenn Sie sich als steriler Mann dazu entschlossen haben, mögliche Behandlungsansätze auszuprobieren. Dies ist keine medizinische Beratung, und meine Ausführungen haben auch keinen Anspruch auf Vollständigkeit. Ich versuche lediglich, erste Tipps und Anregungen zu geben, damit Sie bei Ihren ersten Schritten nicht völlig unbedarft dastehen. Bei mir waren die ersten Schritte so – entsprechend wichtig finde ich, hier Aufklärung zu betreiben. Vor allem sollten Sie sich nicht dafür schämen, was bei Ihnen los ist. Es geht vielen Männern so wie Ihnen.

Es gibt viele Mythen und Unwägbarkeiten, wenn es um das beste Stück des Mannes (hier zähle ich den Hoden, das Scrotum, explizit dazu) geht. Wir mögen es nicht, wenn wir dort unerwünscht angefasst werden, gruseln uns vor möglichen Eingriffen durch Ärzte. Wie schon Professor Schlatt von der Uni Münster sagte: Es gibt einen Grund dafür, dass die Andrologie als Disziplin wissenschaftlich weniger weit ist als andere – die Männer machen ungern als Versuchskaninchen mit. Was ich, ehrlich gesagt, völlig verstehen kann.

Alles beginnt normalerweise damit, überhaupt festzustellen, dass man steril, also infertil, also unfruchtbar ist. Klingt merkwürdig, aber viele Männer wissen das heutzutage erst zu einem erstaunlich späten Zeitpunkt. Zudem kann zwischenzeitlich eine Störung – hormonell, anderweitig physiologisch – aufgetreten sein, von der man nichts mitbekommen hat. Die Situation des Gesamtkörpers ist außerdem nicht außer Acht zu lassen. So wird zum Beispiel beobachtet, dass besonders aktive (Leistungs-)Sportler genauso Probleme haben können, Kinder zu zeugen, wie Menschen, die kurz vor dem Verhungern stehen. Das menschliche System, das wir mit uns herumtragen, ist anpassungsfähig und kümmert sich immer um das Nächstliegende – und das ist im Zweifelsfall, den Körper am Leben zu halten. Die Spermienproduktion kann vom Gehirn also durchaus heruntergeregelt werden, um Energie zu sparen.

Es gibt weiterhin glasklare Verhaltensweisen, die Ihre Fruchtbarkeit beeinträchtigen. Das sind weniger die üblichen Klischees wie zu enge Hosen, falsche Unterwäsche oder allzu aktives Fahrradfahren mit festem Sattel. Selbst das zu nah am Hoden getragene Handy tut eher wenig bis nix (tun Sie's trotzdem nicht). Was wissenschaftlich erwiesen ist – es steht auf gefühlt jeder dritten Zigarettenverpackung –, ist die negative Wirkung des Rauchens auf die Fruchtbarkeit, sowohl beim Mann als auch bei der Frau. Ich selbst erinnere mich mit Scham daran, dass ich dereinst kurzzeitig Clubraucher war – muss ich deshalb eventuell Gewissensbisse haben?! Hören Sie also auf damit, für sich, Ihre Umwelt und Ihren Nachwuchs. (Ihre Herzensdame sollte es Ihnen selbstverständlich nachtun.)

Weiterhin sollte kein externes Testosteron (zum Muskelaufbau und ähnlichen kosmetischen Anwendungszwecken) zugeführt werden, wenn es nicht medizinisch verschrieben, also notwendig ist. Das wirkt negativ auf die Spermienproduktion. Reduzieren Sie außerdem Ihren Alkoholkonsum (kann auch aus vielen anderen Gründen nie schaden), und prüfen Sie Ihr Gewicht. Zu viel auf den Rippen kann negative hormonelle Einflüsse haben, was wiederum der Spermienproduktion ebenfalls nicht dienlich ist. Weiterhin sollten Sie Ihr Sex- und Masturbationsverhalten überdenken. Die Fähigkeit des Körpers, Samenzellen zu bilden, wird zwar kaum durch häufige Ejakulation beeinflusst, doch der Füllungsgrad des Nebenhodens nimmt bei hochfrequentem Ejakulieren ab – und damit die Menge an Spermien in jedem Ejakulat.

Die durchschnittliche Spermienmenge des Mannes in der westlichen Welt liegt zwischen vierzig und 300 Millionen Stück – pro Milliliter. Es kann aber bei manchem Helden der Manneskraft vorkommen, dass 1,2 Milliarden Samenzellen in einer einzigen Ejakulation durch den Samenleiter fließen.

Auch die reine Hodenmasse hat Einfluss auf die Anzahl der Spermien pro Ejakulation. So ist bekannt, dass bestimmte Menschenaffen vergleichbar kleine Hoden haben, weil sie weniger Spermien produzieren müssen. Ihre Sozialstruktur mit wenigen Männchen, die über einen großen »Harem« an Weibchen verfügen, macht es unnötig, dass sich ihre Samenzellen mengenmäßig durchsetzen müssten, denn konkurrierende Männchen kommen nicht so leicht an ihre Damen heran.

Ich habe einmal eine Statistik gelesen, laut der ein normaler Mann in seinem Leben über 500 Milliarden Samenzellen produziert – und davon dann pro Monat im Schnitt eine Milliarde abgibt. Das klingt nach einer beeindruckenden Leistung, die unser Körper da abliefert – auch wenn es auf den ersten Blick unverhältnismäßig erscheint, rein logistisch-mathematisch betrachtet. Denn warum gibt es überhaupt so viele Samenzellen? Angesichts der Tatsache, dass bei einer

Frau nur zwei Millionen Eibläschen bei der Geburt vorhanden sind, aus denen dann in ihrem Leben bis zum Klimakterium weniger als 500 überhaupt zu Eiern heranreifen, die befruchtet werden können, wirkt dies wie biologischer Overkill. Doch dem ist nicht so.

Das Zahlenverhältnis hat mit der Evolution zu tun – und dem Wettstreit der Samenzellen um das Ei. Je mehr Samenzellen sich in Richtung Ei aufmachen, desto größer ist die Chance, dass es auch wirklich zu einer Befruchtung kommt. Sind einige der Schwimmer dieser Aufgabe nicht gewachsen, etwa fehlgebildet (Morphologie) oder zu unbeweglich (Motilität), gibt es immer noch welche, die es dann doch packen – jedenfalls sollte das so sein. Die vielen Samenzellen sichern also unser Überleben. Umso schlimmer, wenn keine oder zu wenige vorhanden sind oder sie es nicht ins Ejakulat schaffen.

Sterilität erkennen.
Die meisten unfruchtbaren Männer wissen also über einen nicht unerheblichen Zeitraum ihres Lebens nicht, dass sie steril sind. Es kommt fast immer erst dann heraus, wenn die Zeugung nicht klappen will. Es gibt keine Reihenuntersuchungen der Spermienqualität des Mannes in jungen Jahren (die ich dringend fordere), auch müssen wir nicht mehr bei Erreichen der Volljährigkeit zur Musterung ins Kreiswehrersatzamt, wo ein resoluter Stabsarzt uns ebenso resolut an den Hoden gepackt hätte, um dort Syndrome wie etwa Klinefelter festzustellen. (Es gibt tatsächlich Männer, die damit bis ins hohe Alter herumlaufen und man hat es bei ihnen niemals diagnostiziert.)

Also dürften Sie Ihre Unfruchtbarkeit feststellen, wenn es Ihnen nicht gelingt, ein Baby zu machen. Sie werden vermutlich – so ist das nun mal – zunächst annehmen, dass Ihre Partnerin ihren Anteil an dem Problem hat, und es kann ja so auch sein. In Saudi-Arabien soll es so manche »Prinzen« geben, die erst einmal acht bis zehn Frauen durchprobieren, bevor ihnen klar wird, dass es an ihnen liegt. Entsprechend werden Sie mit Ihrer Partnerin in ein Kinderwunschzentrum gehen, und dort wird man Sie und Ihre Partnerin untersuchen, um festzustellen, wer wirklich das biologische Problem hat.

Es wird sich dann zeigen, was los ist. Sind nur Spermienqualität oder Spermienkonzentration nicht adäquat, lässt sich womöglich hormonell, also medikamentös, noch etwas tun. Sie werden von Ihrem Arzt diverse Hilfen bekommen. Fragen Sie nach, was genau los ist. Seien Sie nicht scheu, so unangenehm das Thema für Sie sein mag.

Stellen Sie dabei allerdings sicher, auch wirklich Spezialisten zu bekommen. Das sind oft Urologen mit einer Spezialisierung auf Andrologie, also der Lehre von der männlichen Fortpflanzung. Beim Andrologen handelt es sich um eine Zusatzbezeichnung, die eine entsprechende Zusatzausbildung bedingt, sie wird neben Urologen auch an Endokrinologen (der Ihnen bei Hormonproblemen hilft) und Dermatologen (das Thema Spermien wurde dereinst von Hautärzten therapiert) vergeben.

In nicht wenigen Kinderwunschzentren sind ausschließlich Gynäkologen tätig. Sie lagern dann die Arbeit am Mann an externe Praxen aus. Überprüfen Sie, dass es sich dabei um einen vernünftigen Arzt oder eine vernünftige Ärztin handelt. Internetportale mit Bewertungen wie Jameda können hier grundsätzlich helfen, im Freundeskreis herumfragen ist aber oft auch keine verkehrte Idee. (Wenn Sie Ihre Situation nicht ansprechen wollen, fragen Sie nach einem guten Urologen, der sich hauptsächlich um die Behandlung von Männern kümmert.)

Hilfe leistet außerdem die Deutsche Gesellschaft für Andrologie (DGA), die ebenso eine Arztvermittlung betreibt (dg-andrologie.de). Riesig ist deren Mitgliederzahl nicht, sie liegt unter 500.

Ist bei Ihnen dann, wie bei mir, eine Azoospermie diagnostiziert, wird nach den Gründen geforscht. Die Chancen sind nicht immer groß, eine Antwort zu erhalten. Aber einen Versuch ist es wert. Es wird Ihnen Blut abgenommen, und es wird eine Genanalyse auf bestimmte Faktoren vorgenommen. Es erfolgt ein Check Ihrer Hormone. Zudem wird der Hoden organisch untersucht. Wird dabei ein fehlender Samenleiter (wegen zystischer Fibrose) festgestellt oder eine andere Erkrankung, die zwar zu einer Spermienbildung führt, aber die Spermienabgabe in das Ejakulat verhindert, gibt es relativ einfache Eingriffsmöglichkeiten, die allesamt mit Nadeln einhergehen, mit denen man Samenzellen aus dem Körper entnimmt.

So kann es weiterhin sein, dass Ihre Spermien in die Nebenhoden gelangen, von diesen aber nicht ins Ejakulat. Dann stünde die PESA zur Debatte, die perkutane epididymale Spermienaspiration. Hierbei werden Samenzellen aus den Nebenhoden abgesaugt. Danach ist der Nebenhoden allerdings zerstört.

Ist man hingegen kein Kandidat für eine PESA, und existieren bei Genanalyse und Hodenuntersuchung keine Auffälligkeiten und es gibt dennoch keine Samenzellen im Sperma, sind Sie leider so klug wie zuvor. Möglicherweise gibt es hormonelle Therapieansätze, die wenigstens dazu führen, dass sich die Anzahl der Spermien im Hoden erhöht, was die Erfolgschancen einer direkten Spermienextraktion erhöht.

Eine solche Behandlung kann ein halbes Jahr dauern. Mit viel Glück kann es sogar dazu kommen, dass plötzlich wieder Spermien im Ejakulat sind. Ist dem nicht so, was wahrscheinlich ist, werden Sie schließlich vor die Entscheidung gestellt, ob Sie sich direkt Spermien aus dem Hoden entnehmen lassen möchten. Hierbei gibt es drei gängige Methoden: Die TESE, die M-TESE und die TESA.

Die TESA ist, so zumindest eine Studie aus dem Jahr 2006 von Ron Hauser und Kollegen vom Institute for the Study of Fertility am Tel Aviv Sourasky Medical Center, das mit der Universität von Tel Aviv assoziiert ist, dabei die schlechteste Methode. Bei der Testicular Sperm Aspiration erfolgt das Absaugen von Spermien aus dem Hoden mittels Unterdruck und einer Nadel, was auch Nichtchirurgen durchführen können, ohne dass ein Anästhesist zur Seite stehen müsste. Allerdings sind sowohl Quantität als auch die so wichtige Beweglichkeit der so entnommenen Samenzellen oft unterdurchschnittlich. Sie halten sich zudem beim Einfrieren schlechter. Da man fast völlig blind agiert, kann man Glück haben oder auch Pech.

Daher wird oft nur die TESE, alternativ auch eine M-TESE mit Mikroskopieanalyse, vorgeschlagen. Die TESE – kurz für testikuläre Spermienextraktion – ist aus der Biopsie, also der Tumor-Gewebeuntersuchung entstanden. Man stellte fest, dass sich bei Hodengewebsentnahmen auch Spermien fanden, die für die künstliche Befruchtung genutzt werden können.

In Münster setzt die Chefärztin der Andrologie, Prof. Dr. med. Sabine Kliesch, seit über zehn Jahren auf die M-TESE. Sie hatte das Verfahren in den Vereinigten Staaten kennengelernt und es zunächst parallel zur TESE betrieben. Dabei stellte sich heraus, dass die Ausbeute an Spermien bei der

M-TESE im Mittel um 20 Prozent höher ausfiel. Der Vorteil bei einer M-TESE ist, dass man gezielt vorgeht. Während bei der TESE einfach in verschiedenen Quadranten des Hodens Gewebe entnommen wird, um dann später im Labor zu prüfen, ob man die Hodenkanälchen (Tubuli seminiferi) »getroffen« hat, in dem die Spermien stecken, kann man bei der M-TESE durch das Operationsmikroskop sehen, was man tut.

Die M-TESE dauert rund zwei Stunden und erfolgt unter Narkose, wie mir Kliesch erläutert, erstens, weil dies für den Patienten angenehmer ist, und zweitens, weil der Mann ganz still liegen muss. Der Hoden wird zunächst operativ freigelegt, um den Blick für das Operationsmikroskop zu öffnen. Der Operateur und seine Assistenz suchen dann nach den Hodenkanälchen und machen die korrekten Schnitte. Ob wirklich Samenzellen gefunden werden, ist zu diesem Zeitpunkt noch unklar – sie müssen aus dem Gewebe erst isoliert werden, was eine Aufgabe für das Labor ist, das dabei mechanische Methoden und Enzyme verwendet.

Die Wahrscheinlichkeit, Spermien zu entdecken, liegt laut Kliesch bei einer typischen Azoospermie wie in meinem Fall bei ungefähr 50 Prozent – bei Männern mit Klinefelter-Syndrom ist sie niedriger und hängt vom Alter ab. Man hofft dabei stets, möglichst viele Samenzellen zu entnehmen – es kann aber durchaus vorkommen, dass nur fünf, zehn oder zwanzig aufgefunden werden. Diese werden dann für die künstliche Befruchtung verwendet, der Rest wird eingefroren für eine mögliche spätere Schwangerschaft der Partnerin.

Welche hormonellen Auswirkungen eine M-TESE hat, ist noch nicht abschließend erforscht. Dessen muss man sich bewusst sein. Durch das Herausschneiden von Hodengewebe können auch jene Bereiche »erwischt« werden, die Testosteron erzeugen. Dann wäre eine (womöglich lebenslange) Gabe von Testosteron notwendig. In Münster arbeiten Kliesch und ihr Team derzeit an einer Untersuchung, die über Befragungen ehemaliger Patienten herausfinden soll, wie häufig dies tatsächlich vorkommt.

Grundsätzlich gilt es, einen routinierten Chirurgen zu finden; viele Urologen mit kleiner Praxis machen die normale TESE, sind aber nicht immer äußerst gewandt. Hier hilft daher nur direktes Nachfragen. Bei Kliesch in Münster wird eine M-TESE pro Woche drei- bis fünfmal durchgeführt – oft sogar häufiger. Viele Patienten – auch aus dem Ausland – reisen nur für die M-TESE nach Westfalen und lassen dann die künstliche Befruchtung weiter in ihrem heimischen Kinderwunschzentrum durchführen.

Dabei muss zwingend die ICSI durchgeführt werden, eine Form der In-vitro-Fertilisation (IVF). Bei der intrazytoplasmatischen Spermieninjektion wird die Samenzelle direkt in die Eizellen gespritzt – mit einer Mikronadel. Die Samenzelle muss also den Weg zur Eizelle nicht selbst finden, was sie bei der einfacheren IVF tun müsste; hier werden Eizellen und Spermien im Reagenzglas kombiniert. Die schnellste Samenzelle gewinnt. Das kommt einer natürlichen Selektion gleich. Die per (M-)TESE entnommenen Spermien sind hingegen noch nicht so weit, an diesem evolutionären Wettrennen teilnehmen zu können (sie zucken zwar, sind aber bislang nicht voll ausgebildet), weshalb man mittels ICSI auf Nummer sicher gehen muss.

Was der Spaß kostet.

Umsonst ist bekanntlich nicht einmal der Tod. Entsprechend wird beim sterilen Mann noch zusätzliches Salz in die Wunde gestreut: Er muss sein Portemonnaie öffnen – und das unter Umständen ziemlich weit. Der deutsche Staat kam nämlich 2004 auf die glorreiche Idee, die künstliche Befruchtung nicht mehr komplett von den gesetzlichen Krankenkassen bezahlen zu lassen. Seither werden nur die ersten drei Versuche übernommen, zudem muss man jeweils die Hälfte hinzuzahlen. Die Bundeszentrale für gesundheitliche Aufklärung (BZgA) hat zu dem Thema einige Angaben auf dem lesenswerten Portal »familienplanung.de« gesammelt.

Die gute Nachricht: »An operativen Verfahren zur Gewinnung von Samenzellen (TESE, MESA) beteiligen sich ... die meisten Krankenkassen.« Das gilt auch für Privatkassen. Was die künstliche Befruchtung an sich betrifft, die ja zwangsweise folgt, haben wir in Deutschland leider die Tradition der Selbstbeteiligung. »Im Allgemeinen übernimmt die gesetzliche Krankenversicherung 50 Prozent der Behandlungs- und Medikamentenkosten für insgesamt acht Zyklen einer Insemination ohne vorherige hormonelle Stimulation plus drei Zyklen einer Insemination mit hormoneller Stimulation plus drei Zyklen einer IVF oder einer ICSI-Behandlung«, so die BZgA.

Die Behandlungen könnten bei Bedarf nacheinander in Anspruch genommen werden, wenn die vorangegangene Therapie erfolglos war. »Nur die jeweils drei Zyklen IVF und ICSI schließen einander aus: Entweder wird IVF oder ICSI angewandt.« IVF meint hier die klassische Insemination im Reagenzglas, die bei Azoospermie nicht verwendet wird.

Wer nicht verheiratet ist, ist besonders blöd dran, denn das Bundesverfassungsgericht hat 2007 aus mir unerfindlichen Gründen und schrecklich unmodern entschieden, dass nur Ehepaaren geholfen wird. Bei den gesetzlichen Krankenkassen gibt es zudem Altersgrenzen: Beide Ehepartner müssen mindestens fünfundzwanzig sein, die Frau darf höchstens vierzig und der Mann höchstens fünfzig Jahre alt sein. Ältere sowie unverheiratete Paare müssen sämtliche Kosten für die Kinderwunschbehandlung selbst tragen. Privatversicherte sollten sich schnellstens an ihren Versorger wenden. »Die Regelungen der privaten Krankenkassen sind sehr unterschiedlich. Voraussetzung für eine Kostenübernahme oder -beteiligung ist, dass bei dem/der Versicherten eine organische Ursache für die Unfruchtbarkeit gefunden wird«, schreibt die BZgA. Meine Privatkasse empfahl mir ein Beratungsgespräch, obwohl sie die Voruntersuchungen übernahm.

IVF/ICSI alleine kann pro Durchgang für einen gesetzlich Versicherten 2000 Euro und mehr kosten, wenn man die Medikationen einberechnet. In einigen Bundesländern und vom Bund selbst gibt es – manchmal schnell leere – Fördertöpfe, über die Bedürftige Unterstützung bei der Übernahme dieser Kosten erhalten können. Unter »informationsportal-kinderwunsch.de« kann man hierzu einen »Fördercheck« durchführen lassen. In Berlin liegt der Förderhöchstbetrag bei einer ICSI-Behandlung beispielsweise bei 900 Euro.

Details aus meinem eigenen Kostenplan, den ich nach meinem Besuch im Kinderwunschzentrum sofort ausgehändigt bekam, verraten, was die TESE (keine M-TESE und somit ohne Mikroskop, wie sie mir von meinem Kinderwunschzentrum offeriert wurde), also der Startpunkt der ganzen Behandlung, kosten kann. Laut meiner Aufstellung sind es zunächst 733 Euro für die präoperative und postoperative Behandlung samt der OP an sich. Darin auch ein Blutbild, die Untersuchung des Hodens und die Erstversorgung der »kleinen Wunde« eingeschlossen.

Es erfolgen zudem Ultraschall und Untersuchung des »Körpermaterials«. Dann stellt sich die Frage, ob das gewonnene Material histologisch untersucht werden sollte – also auf die Möglichkeit eines Hodentumors und dessen Vorstufen; hier lässt mir mein Arzt die Wahl. Wenn ich es machen lassen will, werden 278,11 Euro zusätzlich fällig, Porto und Versand sind mit pauschal 4,75 Euro aufgeführt (hoffentlich per Medizinbote).

Das war es dann allerdings noch nicht. Die bei der TESE potenziell zu gewinnenden Spermien müssen ja erst gefunden werden. Während der Operation gibt es eine Sofortuntersuchung (14,57 Euro), später erfolgt die Spermienpräparation und -analyse aus Testbiopsien bei der TESE (204,59 Euro), plus Sachkosten in Höhe von 9,63 Euro.

Dann müssen die gewonnenen Samenzellen natürlich gelagert werden. Dafür wird ein Spezialist für die Kryokonservierung engagiert. Er muss verschiedene Aufbereitungsmaßnahmen durchführen, die laut Kostenplan inklusive Vorbereitung für die eigentliche Kryokonservierung 338,94 Euro kosten. Und natürlich ist die Lagerung des Körpermaterials nicht umsonst. Für sechs Monate kostet die Miete »inklusive Verbrauch an Flüssigstickstoff« 154,70 Euro. Und, was ich richtig schön finde: Sollte die Lagerung länger dauern beziehungsweise neue Kryokonservierungsmaßnahmen samt Vorbereitung zur Kryokonservierung notwendig werden, gibt's je nach Anzahl Rabatt – halbjährlich besagte 154,70 Euro und einmalig bis zu 677,88 Euro (bei sechs Proben).

Zusammenfassend wären wir also für die TESE und Einlagerung allein bei 733 Euro plus 722,43 Euro, zusammen 1455,43 Euro. Das war der Stand von 2017. Was die Privatkasse davon übernimmt, hängt vom individuellen Vertrag ab. Nachfragen macht schlau.

Ran ans Werk.
Wenn Sie sich dazu entschieden haben, sich wegen Ihrer Sterilität behandeln zu lassen, gilt: nicht warten, sondern tun. Das sagt auch der Experte Stefan Schlatt. Das hat zwei Gründe. Zunächst nimmt auch beim Mann die Fertilität mit zunehmendem Alter ab, und die Chancen, dass TESE, ICSI & Co. ein positives Ergebnis haben, sinken.

Klar, Männer können auch mit achtzig Papa werden. Doch das ist mit gesundheitlichen Risiken für das Baby aufgrund der schlechteren Spermienqualität verbunden – ein Feld, das nur in ersten Ansätzen erforscht ist. Davon abgesehen: Möchten Sie ein Vater sein, der eher Großvater sein könnte? So lebensbejahend das sein mag, für Kinder ist das nicht angenehm, wenn der Papa kaum mehr hinter ihnen herkommt.

Zweitens dürfte auch Ihre Frau nicht jünger werden. Nähert sie sich der großen Vier-Null, gilt es, einen zusätzlichen Zacken an Geschwindigkeit zuzulegen. Je jünger und gesünder sie ist, desto leichter wird dann die künstliche Befruchtung. Und auch die Hormonbehandlung fällt womöglich nicht ganz so krass aus wie bei einer älteren Frau.

Davon abgesehen wird die Schwangerschaft an sich mit zunehmendem Alter nicht einfacher, es kann zu Komplikationen und verstärkten Fehlgeburten kommen. Schlatt, der Mann aus Westfalen, hat hier ja die Devise ausgesprochen: Würden wir alle mit Mitte zwanzig unsere Kinder zeugen, bräuchte man einen Großteil der Fortpflanzungsmedizin vermutlich nicht. Dazu müsste die Gesellschaft aber, wieder O-Ton Schlatt, weniger kinderfeindlich sein. Und das ist sie in der Praxis leider nicht, obwohl unser Fortkommen als Gesellschaft davon abhängt.

※

Zum Schluss noch ein paar zusätzliche Informationen zur Praxis des Eingriffs, die ich einem Merkblatt meines Arztes entnommen habe. Dabei geht es um eine »einfache« TESE, die viele Urologen in ihrer Praxis durchführen. Auch dieses Verfahren ist stets mit einer Narkose verbunden – man bekommt also einen Anästhesisten zu sehen. Entweder ist die Betäubung örtlich, also auf das Gemächt beschränkt, oder man erhält eine leichte Vollnarkose. All das dient der Schmerzvermeidung. Ich würde mich vermutlich für die Vollnarkose entscheiden, um das ganze Elend nicht ansehen zu müssen.

Vor dem Eingriff muss der Patient ab null Uhr des Vortags nüchtern bleiben, das gilt sowohl für feste als auch flüssige Nahrung und für eine eventuelle Tabaksucht. Essen und trinken darf man erst vier Stunden nach dem Eingriff. Mein Arzt hätte gerne, dass ich meine Schambehaarung am Hodensack vor der Operation selbst entferne. Ich bin sicher, dass man die Rasur auch vor Ort haben kann, sofern einem eine solche aus eigener Hand unangenehm sein sollte.

Es handelt sich bei der TESE um eine ernsthafte Operation. Entsprechend sollte man zumindest jemanden haben, der einen abholt; die üblichen narkose- und eingriffsbedingten Einschränkungen (nicht Autofahren, keine Maschine führen) fallen hier mindestens am Operationstag an. Auch ist damit zu rechnen, dass es nach dem Eingriff eine längere Aufwach- und Beobachtungsphase gibt, die ein, zwei Stunden dauern kann. Nehmen Sie sich am Tag der OP also frei.

Am darauffolgenden Tag werden Sie noch einmal in die Praxis gebeten. Ihr Urologe wird dann prüfen, ob alles in Ordnung ist, sowie erste Ergebnisse mit Ihnen durchsprechen. Gut eine Woche nach der Operation werden in der Praxis die Fäden entfernt, sollte keine sich selbst auflösende Naht verwendet worden sein.

Fassen wir zusammen: Die TESE ist kein Hexenwerk. Zumindest wenn man sich entschieden hat, sie durchführen zu lassen. Sie ist stets nur der Anfang eines langen Prozesses, der mit Glück in eine Vaterschaft mündet.

16 Amerika: Besuch beim Erfinder

Im Krankenhaus.
Die M-TESE, das muss ich offen zugeben, klingt trotz Vollnarkose eher unangenehm. Und in der Tat hat man mir aus Medizinersicht häufiger mit auf den Weg gegeben, dass ich es mir ganz genau überlegen soll. Das hat mit dem Alter meiner Frau und den daraus resultierenden Schwangerschaftschancen (samt medizinischer Belastungen durch Hormongabe und mehr) mindestens genauso viel zu tun wie mit meiner eigenen Gesundheit – denn jede, wirklich jede Operation birgt ein Risiko. Stehen aufgrund unserer Situation die Chancen sowieso nicht sonderlich gut, dass es mit dem Baby klappt, stellt sich die Frage, ob man es eingehen sollte. Uns scheint die Zeit davongelaufen zu sein, etwas zu tun.

Das sind einige der unangenehmen Dinge, die mir im Kopf herumspuken, als ich mich auf eine letzte große Reise für meine Recherche in Sachen Zeugungsunfähigkeit begebe. Sie führt mich nach New York City, genauer gesagt nach Manhattan, in die East 68th Street. Es ist furchtbar, wirklich furchtbar stickig in der Stadt, die hohe Luftfeuchtigkeit lässt die Leute nach Luft schnappen, und die U-Bahn fühlt sich an wie eine Fahrt durch Dantes Inferno, obwohl es erst sieben Uhr morgens an einem Samstag im August ist. Aber ich komme dann endlich doch an in der urologischen Abteilung des Universitätskrankenhauses Weill Cornell, das zum New York Presbyterian Hospital gehört. Beinahe wäre ich nicht reingelassen worden, denn ich habe meinen Reisepass im Hotel liegen lassen, und ohne ID geht hier eigentlich gar nichts. Der Sicherheitsmann glaubt mir dann netterweise doch, dass ich als Autor hier bin und einen Interviewtermin habe.

Ich bin mit Professor Peter N. Schlegel verabredet, und der ist ein ganz besonderer Mann. Er ist Erfinder der mikrochirurgischen testikulären Spermienextraktion, also besagter M-TESE – und führt pro Jahr zwischen 200 und 220 Eingriffe durch, wie er mir erzählt. Ich bin also ganz oben angekommen, beim Erfinder der Technik, die schon viele Männer zu Vätern gemacht hat.

Wir sitzen in seinem kleinen Büro mit Blick auf die Hochhäuser der Upper East Side, die hier relativ moderat ausfallen. Die Sonne scheint ins Zimmer und blendet uns, ich darf die Jalousien nach unten ziehen. Es ist still, denn wir sind die Einzigen in der Praxis, die sonst noch geschlossen hat. Schlegel hat gerade Patientenbesuche hinter sich, und ich bin dankbar dafür, dass er mich so kurzfristig sehen konnte. Er ist ein ernsthafter, introvertierter Mensch, einundsechzig Jahre alt, kurz geschnittenes schwarzes Haar, der lieber zuerst zuhört, bevor er etwas sagt.

Die Idee für die M-TESE, erzählt er, kam ihm Ende der Neunzigerjahre. Eigentlich sei die Inspiration von seinem Kollegen Marc Goldstein gekommen, der heute Direktor des Center for Male Reproductive Medicine and Microsurgery ist und mit dem er eng zusammenarbeitet. Vor 1997 habe man bei Operationen an den Hoden kein Mikroskop eingesetzt, dabei sei dies sehr sinnvoll, um Blutgefäße besser zu erkennen. Also habe er damit begonnen. Dabei sei ihm aufgefallen, dass sich das Gewebe, in dem sich Samenzellen befinden, deutlich abhebe. Die entsprechenden Gefäßbereiche, also die Hodenkanälchen, seien plumper, breiter und größer. Diejenigen, in denen sich keine Samenzellen befinden, heben sich deutlich davon ab. Die Chancen, nutzbare Spermien zu finden, erwiesen sich als signifikant höher als bei der früher verwendeten, »blinden« TESE. Das Konzept sei ziemlich simpel. Und schon mit den anfänglich kruden chirurgischen Methoden steigerte sich die Erfolgsrate um 20 Prozent.

In den kommenden fünf, sechs Jahren verfeinerte Schlegel seine Methode. Mittlerweile ist der Eingriff Standard. Dabei gelte es zu beachten, dass der Blutfluss zu den Hoden erhalten bleibt. Es brauche einen erfahrenen Operateur, um dieses empfindliche Gewebe zu manipulieren. Daneben besteht die bereits erwähnte Gefahr, dass Bereiche des Hoden entfernt werden, die der Testosteronproduktion dienen – und dann müssen lebenslang Ersatzpräparate gegeben werden. In gut fünf Prozent der Fälle soll das der Fall sein, es können aber auch etwa zehn Prozent sein. Dies hat vermutlich mit der Menge potenzieller Blutungen zu tun, die bei der Operation auftreten.

Amerikanische Effizienz.

Schlegel und sein Team haben mittlerweile eine effiziente Behandlungsmaschine aufgebaut. Die erwähnten rund 200 bis 220 M-TESEn im Jahr sprechen eine deutliche Sprache. Dabei werden nicht nur einfach Spermien aus den Hoden entnommen, stattdessen kombinieren die Ärzte die M-TESE gleich mit einer regulären Kinderwunschbehandlung. Die Frau ist dementsprechend vorbereitet – einschließlich Eientnahme –, wenn der Chirurg dem Mann an den Hoden geht. Im selben Raum sitzt zudem ein Laborant, der die entnommenen Gewebeproben sofort untersucht und Spermien isoliert. ICSI-Techniker stehen ebenfalls bereit, um Samenzelle und Ei zusammenzuführen. Selbst an Fremdsperma, sollte wirklich nichts gefunden werden, haben die Experten gedacht – ob das Verwendung findet, entscheidet das Paar natürlich vorab.

Was Schlegel und Co. auch vornehmen, ist eine genaue Spermienanalyse vorab. Bei Männern mit Azoospermie kommt es nämlich immer wieder vor, dass sich nur sehr wenige Spermien im Ejakulat befinden, die jedoch nur dann gefunden werden, wenn auch dessen Gesamtmenge analysiert wird – und das passiert bei »einfachen« Kinderwunschbehandlungen oftmals nicht.

Am Weill Cornell werden internationale Patienten akzeptiert. Wer also beim Vater der M-TESE behandelt werden will, kann das durchaus tun. Billig ist der Spaß allerdings nicht, wie ich einem Kostenüberblick entnehme, der mir einige Wochen nach meinem Besuch in New York zugestellt wird. Die M-TESE allein, ohne Krankenhausgebühren, kostet 15 500 US-Dollar; inklusive können dies durchaus schon 20 000 US-Dollar sein. Addiert man die Behandlung der Frau hinzu, ist man schnell bei rund 50 000 US-Dollar.

Es ist nicht so, dass deutsche Kassen ihre Patienten komplett auf solchen Kosten sitzen lassen würden. Es kommt gänzlich darauf an, wie der jeweilige Sachbearbeiter den Fall bewertet. Ich habe meine Privatkasse angefragt – dort hieß es, trotz unseres fortgeschrittenen Alters sollten wir den Kostenvoranschlag einreichen. Ob man das Risiko eingeht, diese komplexe Operation – also M-TESE plus künstliche Befruchtung mittels ICSI – in den USA durchführen zu lassen, steht auf einem anderen Blatt. Mich jedenfalls hat die Arbeit von Schlegel und Goldstein beeindruckt.

Schlegel, der dreifacher Vater ist, bereitet es immer wieder eine große Freude, wenn ihm nach neun Monaten erste Bilder des dann doch noch auf die Welt gekommenen Nachwuchses zugestellt werden.

17 Psychologie

Hilfe, ich brauche Hilfe.
Sterile Männer stehen oftmals völlig allein da. Natürlich, sie haben normalerweise ihre Beziehung (und wenn es ist wie bei mir: mit der wunderbarsten Frau der Welt). Aber auch die kann, besonders, weil diese Person ja zumeist auch selbst direkt betroffen und von der Situation verletzt ist, nicht bei all dem Schmerz, all den Sorgen, all den Selbstzweifeln helfen. Männern fällt es normalerweise schwer, sich einzugestehen, dass sie mit einem Problem nicht (mehr) ohne fremde Unterstützung klarkommen. Sie wurden, so war es zumindest noch bei meiner Generation, so erzogen, dass sie erst einmal Verantwortung zu übernehmen, dann nach Lösungen zu suchen und schließlich diese Lösungen anzuwenden hatten. Allein – was ist, wenn es keine Lösung gibt? Wenn ich hier ganz nackt mit meinem Defizit dastehe, das immer existieren und Teil meines Wesens bleiben wird? Mit meiner ganz persönlichen Unzulänglichkeit? Dann, meine Herren, wird es Zeit, mit jemandem zu reden.

Damit meine ich nicht Ihren besten Freund oder Ihren Hund (auch wenn die Sie bis zu einem gewissen Maß sicherlich verstehen und Ihr Leid mit Ihnen teilen werden). Ich meine professionelle Hilfe durch einen professionell Helfenden. Jemanden, der das *beruflich* macht.

Ich selbst bin – klingt komisch, ist aber so – nicht sehr männlich, was den Umgang mit meinen eigenen Gefühlen anbelangt. Ich habe jedenfalls irgendwann einmal gelernt, dass es nichts bringt, alles in mich hineinzufressen. Oft hilft es schon, seine inneren Konflikte, seine Sorgen und Nöte einem anderen Menschen mitzuteilen, um sich klar zu werden, was als Nächstes zu tun ist, und dass das, was man gerade mitmacht, vielleicht doch nicht so schlimm ist wie das Ende der Welt, das sich gerade vor einem aufzutun scheint. Psychologen und Therapeuten übernehmen darüber hinaus oftmals die Rolle einer Person aus der Kindheit, sei es Mutter, Vater oder Oma – und heilen oder mildern nur durch ihre Anwesenheit so manche Traumata. Es wird gespiegelt und reflektiert, was das Zeug hält. Und all das gibt's in Deutschland schon für Kassenpatienten!

Wer Wunden an seinem Körper hat, muss sie pflegen, bis sie vernarben. Und selbst dann kann es passieren, dass sie eines Tages wieder spürbar werden oder gar schmerzhaft aufbrechen. Ich habe einmal gelesen, dass dies durch Skorbut, also den Mangel an Vitamin C, passieren kann. Ohne Ascorbinsäure, schrieb der US-amerikanische Reiseschriftsteller Jason C. Anthony 2011 in einem Paper für das wissenschaftshistorische Journal *Endeavour* zur Ernährung auf Expeditionen in die Antarktis, kann der Körper kein Kollagen produzieren, das unsere Wunden bindet. Bei fortgeschrittenem Skorbut tauchen diese, die wir eigentlich für verheilt gehalten hatten, wie von Zauberhand wieder auf. Entsprechend ist, man verzeihe mir das Bild, professionelle psychotherapeutische Hilfe die Zitrusfrucht des sterilen Mannes. Besser eine zu viel futtern als eine zu wenig.

Was man wie tun kann.
Ich kann an dieser Stelle nicht mit einem Ratgeber psychotherapeutischer Behandlungsansätze dienen, dafür ist hier weder Platz noch soll es das Thema sein. Aber ich kann dem Nichtinitiierten zumindest Grundlagen vermitteln, welche Formen sinnvoll sein können.

Ich selbst hatte in meinem Leben drei Therapeuten. Den ersten mit Anfang zwanzig, er hat mir sehr dabei geholfen, Probleme aus meiner Kindheit und Jugend zu bewältigen. Als ich damit nach einigen Jahren durch war und mich besser fühlte, verlor ich ihn naturgemäß aus den Augen – man ist ja auch nur selten mit seinem Urologen privat befreundet. Irgendwann hätte ich ihn wieder gebraucht – ich hatte so viel Zeit bei ihm gelassen, meine komplexe Geschichte berichtet und war einfach zu fertig, wieder von vorne anzufangen. Dann stellte sich leider heraus, dass der hervorragende Mann bereits in den Ruhestand gegangen war.

Das hat mich erst einmal ziemlich getroffen. Man baut eine Beziehung zu einer Person auf – und die geht einfach in Rente? Schlimm, aber nur natürlich. Also suchte ich mir eine neue Hilfe. Die erwies sich als vergleichsweise kurzphasig, weil ich schlicht zu wenig Zeit in Berlin verbracht habe, um regelmäßig – man sollte das bei akuten Problemen einmal die Woche mindestens tun – zu gehen. Es war eine klasse Psychologin, es war hilfreich, aber eben nur eine Art Psychoambulanz, wenn ich a) in der Stadt war und b) wirklich litt. Ich hatte ein bisschen ein schlechtes Gewissen, als würde ich sie ausnutzen, obwohl es ihr Job war. Also musste die Sache irgendwann enden.

Ich habe meine Form der Therapie mehrfach angepasst. Anfangs war sie tiefenpsychologisch fundiert, wobei es weniger Freud denn normale Gesprächstherapie war. Dabei geht es weniger darum, was gesagt wird, sondern dass es gesagt wird. Man versucht, Beziehungs- und Anpassungsstörungen zu beheben, was viel mit Übertragung und zwischenmenschlichen Gesprächsverläufen zu tun hat. Man quatscht viel und fühlt sich hoffentlich besser.

Später blieb ich dann weiter bei der normalen Gesprächstherapie, was in der Praxis hieß, dass ich mit einem konkreten Problem ankam und dies dann besprechen konnte. Die Therapeutin gab dabei Rückmeldung, Verständnis, Mitgefühl, zeigte mir aber auch auf, wo ich falsch lag.

Mein dritter und aktueller Psychologe ist nun von der besonders praktischen Fraktion. Er hat sich auf die sogenannte kognitive Verhaltenstherapie (Cognitive Behavioral Therapy, kurz CBT) spezialisiert. Die ist ein ganz erstaunliches Ding und ein Beispiel dafür, was Wissenschaftlichkeit bringt.

Während man früher zum Psychologen oder auch Psychiater ging, um alte Wunden zu kitten, die tief verschüttet in einem lagen, was Jahre der Gespräche erforderte, orientiert sich die CBT an konkreten Fragestellungen und Problemlösungen. Mit ihr können Anpassungsstörungen ebenso gemildert werden wie Depressionen, sollten sie ein bestimmtes Maß nicht übersteigen.

Die Grundidee dabei ist, dass viele der psychologischen Probleme, mit denen wir uns alle auseinanderzusetzen haben, damit zusammenhängen, dass wir falsche Annahmen verfolgen. Diese haben sich in unserem Gehirn festgesetzt und wollen auch nicht mehr heraus.

Ein Beispiel ist unsere persönliche Realität und die Wahrnehmung unserer Umwelt. Kinder kommen auf diese Erde ohne das Wissen, was Dinge bedeuten. Sie lernen von ihrer Umgebung, Ereignisse zu deuten und einzuordnen. Es sind meistens die Eltern, die die Realität ihrer Kinder schaffen.

Und da Kinder nicht wissen, dass ihre Realität gerade geschaffen wird, nehmen sie diese für bare Münze und kämen nicht einmal auf den kleinsten Gedanken, sie zu hinterfragen. Was wiederum, wenn die Eltern ihren Kindern viel Quatsch erzählt haben, für ebenso viel Leid im Erwachsenenalter sorgen kann. Man muss also seine eigene Realität – alles, was man für wichtig und gottgegeben hält – neu denken, wenn sie aus einer so unfassbaren Scheiße besteht, dass sie einen zu Tode quält.

Von Steve Jobs gibt es dazu eine tolle Geschichte, die er kurz vor seiner Rückkehr zu Apple in einem Interview erzählt hat. »Wenn du aufwächst, bekommst du immer erzählt, dass die Welt so ist, wie die Welt ist und Leben bedeutet, dass du innerhalb dieser Welt zu leben hast. Stoß nirgendwo an, versuche, ein nettes Familienleben zu haben, hab Spaß, spare ein bisschen Geld. Doch das ist ein sehr eingeschränktes Leben.« Er habe erkannt, dass es viel größer sein könne, wenn man nur eine einfache Tatsache entdeckt: »Alles, was um dich ist, was du Leben nennst, wurde von Menschen geschaffen, die nicht schlauer sind als du selbst. Und du kannst es verändern und beeinflussen. Sobald du das verstanden hast, wirst du nie wieder der Alte sein.«

Entsprechend versucht CBT eine konkrete Fragestellung zu analysieren und zu überprüfen, ob der Patient überhaupt *richtig denkt.*

Nehmen wir an, Sie sind depressiv, weil Sie annehmen, Ihr Chef hasst Sie. Er schaut Sie immer so seltsam an, verhält sich aber sonst ganz normal. Jeden Tag gehen Sie zitternd ins Büro, erledigen Ihre Arbeit besonders gut, nur um sicherzustellen, keinen Fehler zu machen. Ihr Chef hat Sie schließlich auf dem Kieker! Sie sind gestresst, Ihr Familienleben leidet, Ihre Gesundheit auch.

In der CBT würde man nun zunächst überprüfen, ob überhaupt korrekt ist, was Sie sich da in Ihrem Gehirn ausgemalt haben, was Sie Tag für Tag lähmt und depressiv macht. Hat der Chef Ihnen schon irgendwann einmal mit Kündigung gedroht? Nein. Hat er Sie nicht vor zwei Wochen vor den Kollegen ausdrücklich gelobt? Ja. Haben Sie nicht von Abteilung X gehört, dass Ihr Chef dort aushelfen muss, weil sie kurz vor dem Kollaps steht? Ja. Wurde nicht kürzlich das Gerücht verbreitet, die Ehe Ihres Chefs stehe wegen dieser ganzen Zusatzarbeit vor dem Aus? Ja. Haben Sie jemals Ihren Chef gefragt, warum zum Herrgott er Sie immer so komisch anguckt? Nein. Und guckt er nicht eigentlich alle in Ihrer Abteilung so an? Ja.

Was wir gerade gesehen haben, sind sogenannte sokratische Fragen, mit denen man versucht, sich über die tatsächliche Richtigkeit seiner Gedanken und Wahrnehmung klar zu werden. Und wie sich zeigt, liegt der Mensch aufgrund von Fehlannahmen, die sich festgebissen haben, verdammt schnell verdammt falsch. Und das ist tröstlich, wenn man das einmal erkannt hat. So gelingt es mit CBT, auch härtere Nüsse zu knacken – und das oft wesentlich schneller als mit klassischeren Formen der Gesprächs- und Verhaltenstherapie.

Wenn Sie es ganz modern haben wollen, können Sie es mit Achtsamkeit probieren, die gerne unter dem Modebegriff »Mindfulness« firmiert. Sie hat sich in den letzten zwanzig Jahren zunehmend vorgekämpft und löst die CBT teilweise ab, weil sie im Grunde die noch einfachere und ergiebigere Therapieform ist. Ob sie Ihnen zusagt, ist wie bei so vielem Geschmacksache.

Mindfulness geht noch einen Schritt weiter als CBT, wo anhand sokratischer Fragen konkret an Problemen gearbeitet wird. Mindfulness hat erkannt, dass das, was unser Gehirn da so den lieben langen Tag lang an Gedanken produziert, womöglich nicht selten ziemlich blöder Quatsch ist. (Sagte der, der gerade seine Gedanken zu Papier bringt …)

Also: Sie haben die ganze Zeit die schlimmsten Vorstellungen von sich selbst. Sie meinen, Sie vernichten alles, Ihre Umwelt, Ihre Familie, sich selbst. Und überhaupt sind Sie ein ganz schrecklicher Mensch, der es nicht verdient, die Luft dieses wunderbaren Planeten zu atmen!

Solche und ähnliche Vorstellungen der allerfiesesten Art sind nicht selten und kommen bei vielen Menschen insgeheim vor. Und sie sind – natürlich – völliger Käse. Warum sie hervorgerufen werden, interessiert die Mindfulness dabei nicht. Stattdessen erkennt sie an, dass das Gehirn ständig Vorstellungen unseres Seins und unserer Umwelt herstellt, die manchmal negativ sind und manchmal positiv. Die nicht zu bewerten sind und nicht bewertet werden sollten.

Also versucht ein Mindfulness-Therapeut, das seinen Patienten beizubringen: sich klarzumachen, dass diese Gedanken vorbeigehen. Man macht Entspannungsübungen dazu, lernt, dass alles kommt und alles auch wieder geht. Man begreift langsam, dass man sich in Dinge hineinsteigert, in die man sich nicht hineinsteigern muss – und natürlich auch die Selbstkritik, sich in quatschige Dinge aufzubauschen, etwas ist, was man schleunigst vorbeiziehen lassen sollte. Das Ticken einer Uhr, das Atmen des Hundes auf dem Sofa, das Wandern der Sonne. Einfach mal darauf konzentrieren – und die negativen Gedanken ziehen ganz wertfrei vorbei.

Das Problem angehen.
Wo können solche Formen psychologischer Behandlungen nun helfen, mit der eigenen Unfruchtbarkeit umzugehen, wo wir jetzt von eher allgemeinen Leiden gesprochen hatten? Ein Mann, der mit seiner Sterilität seelisch nicht zurechtkommt, hat im Grunde kein anderes Problem als eine Person, die an einer schweren Depression leidet oder massive Angstzustände bei ihrer Arbeit zu bewältigen hat. Damit will ich einzelne Störungen nicht in eine Rangliste stecken, ich will Hoffnung machen. Dass man es nämlich zumindest schaffen kann, mit sich ins Reine zu kommen oder zumindest sein eigenes Leiden zu verringern.

Viele psychologische Probleme, die das Entdecken der eigenen Sterilität auslösen kann, haben mit einem Hinterfragen der eigenen Person zu tun. Man weiß nicht mehr, wo man in dieser Welt steht. Man hat das Empfinden, nicht mehr ganz zu sein. Man spürt sich nicht mehr als Mann. Man ist peinlich berührt von der eigenen Unzulänglichkeit. Man fühlt sich wie auf dem Schulhof mit heruntergelassener Hose.

All diese Gefühle sind verständlich, aber sie sind auch zu bearbeiten und zu bewältigen. Wer sich Hilfe sucht, kann mit ihnen umgehen und Sekundärstörungen, etwa Depressionen, gleich mit in Angriff nehmen. Dabei sollte man die Chance nutzen, auf eine Reise ins eigene Ich zu gehen und von außen auf die eigene Realität zu blicken. Ist das alles, wie ich mich sehe, wie ich mich einordne, wie ich mich in dieser Welt positioniere, echt? Will ich so sein? Will ich nicht vielleicht ganz anders sein? Hat man mir eine Selbstvorstellung vielleicht irgendwann einmal aufgezwungen, die ich längst hätte über Bord schmeißen müssen? Vielleicht ist ja im Schlechten das Gute zu finden. Zumindest ist es einen Versuch wert.

Wer als Mann überhaupt keinen Draht hat zu Psychologie

und Psychotherapie, sollte diesen Moment in seinem Schicksal nutzen, um über seinen Schatten zu springen. Gehen Sie das Problem an, wie Sie andere Probleme angehen.

Vereinbaren Sie zunächst eine Probesitzung und prüfen Sie, wie es sich anfühlt. Klappt es mit Psychologe X nicht, suchen Sie Psychologin Y auf. Sollte die Kasse nicht mitspielen, investieren Sie ein bisschen Geld, bis Sie den richtigen Therapeuten gefunden haben. Es bringt nichts, wenn die Therapie rein menschlich nicht funktioniert.

Sollte man sich einen Spezialisten für Unfruchtbarkeit suchen? Nun, da wäre zunächst einmal das Problem, dass es kaum welche gibt, die mit Kinderwunschzentren in Verbindung stehen, und wenn ja, dann zumeist nur in großen Städten. Außerdem sind sie oft auf Frauen, die weniger Probleme damit zu haben scheinen, sich psychologische Hilfe zu suchen, abgestellt.

Ich würde einem sterilen Mann daher eher raten, einen zu ihm passenden Psychologen zu finden und eine grundlegende Therapie zu beginnen. Der kann dann auch bei diesem so speziellen Problem helfen. Dabei geht es stets darum, (wieder) zu sich selbst zu finden. Und das kann nun wirklich nicht das Allerschlechteste sein. Ein Glück im Unglück sozusagen.

※

Was hat mir meine eigene Therapie – mein Standardinstrument auch für zahlreiche andere Probleme – nun gebracht im Hinblick auf meine Sterilität beziehungsweise die Frage, was nun zu tun ist? Das waren vor allem zwei Dinge. Zum einen schafft das Sprechen über ein solches Thema mit einer dritten Person, die außerhalb der eigenen Beziehung steht, immer mehr Klarheit – insbesondere dann, wenn es sich eben *nicht* um einen persönlichen Freund oder eine persönliche Freundin handelt. Die Person des Therapeuten ist eine neutrale Instanz, die dabei hilft, eigene Einschätzungen der Situation zu hinterfragen. Das hatte bei mir eine entlastende Wirkung. Mir wurde erstmals wirklich klar, wie sehr ich mich selbst unter Druck setze. So habe ich signifikant stärker losgelassen als vorher. Zum anderen wurden mir Alternativen aufgezeigt, an die ich nicht gedacht hätte. Dazu gehört ein Engagement im sozialen Bereich, mit dem es mir möglich wäre, sollte sich an meiner Kinderlosigkeit nichts ändern, dennoch anderen Menschen etwas zu geben, was sonst nur Väter können.

Hilfreich kann außerdem eine Paartherapie sein, um mit Alltagsproblemen besser umgehen zu können. Diese werden leider von nahezu keiner Kasse bezahlt und sind daher ein Privatvergnügen. Auch hier kann man das Thema offen ansprechen und Tipps und Ratschläge bekommen, um einen gesünderen Umgang mit dem ganzen Druck zu finden. Was man übrigens ebenfalls aus der Paartherapie lernen kann: Die eigene Beziehung ist meist gar nicht so schlecht! Ein Realitätsabgleich mit einem Profi hat noch niemandem geschadet. Also: Trauen Sie sich.

18 Entscheidungsfindung

Konsistenz und Konsequenz.
Ich bin kein besonders schneller Läufer und sicher auch kein besonders eleganter. Meine Finger können nicht anders, als wild hin und her zu wackeln wie bei Papa Schlumpf, ich neige zu einem krummen Rücken, und Bein- und Fuß-Stil sind verabscheuungswürdig. Dafür bin ich aber konsistent. Kommt nichts dazwischen, was selten passiert, laufe ich jeden Tag, egal bei welchem Wetter. Ausnahmen gibt es nur am Wochenende, wenn ich mich anderweitig körperlich betätige. Dann versuche ich aber, meine übliche Laufdistanz zumindest spazierend zurückzulegen.

Ich will mit diesen sportstatistischen Informationen nicht angeben, ich versuche nur darzulegen, dass ich konsequent sein kann, wenn es sein muss. Selbst wenn ich auf die Schnauze falle (eher der Wahrheit entspricht, dass es meistens die Knie sind), weil auf den Berliner Wegen wieder einmal ein Stein hervorsteht, der nicht eingeebnet wurde, oder eine Baumwurzel als gut versteckte Stolperfalle dient, stehe ich auf und renne weiter. Schlimmstenfalls blutverschmiert.

Ich habe also lange überlegt, wie es weitergehen soll. Meine Frau ist inzwischen zweiundvierzig. Die berühmte biologische Uhr tickt nicht nur lauter und lauter, sie schallt eher wie die dicken Kirchturmglocken des Berliner Doms durch unseren Beziehungsalltag. Uns fällt es schwer, Schritt zu halten. E. ist dennoch nach wie vor bewundernswert gelassen. Sie bleibt fest auf ihrem Standpunkt, dass sie zu allem bereit ist, sobald ich zu allem bereit bin. Doch bin ich wirklich zu allem bereit?

Also ziehe ich meine ausgetretenen japanischen Joggingschuhe an. Die besten Gedanken kommen mir regelmäßig beim Laufen. Und darauf hoffe ich auch an diesem Abend, an dem ich endlich zu einer längst überfälligen Entscheidung kommen will. Ein Leben ohne Kind, in Sachen Unfruchtbarkeit klein beigeben? Oder doch noch alle Register ziehen? Das Wagnis und die damit einhergehenden Unsicherheiten der medizinischen Prozeduren über mich und E. ergehen lassen?

Der Tiergarten ist einer meiner Lieblingsorte in Berlin. Die etwas mehr als 200 Hektar Parkfläche reichen für mich aus, um samt An- und Ablauf zu unserer Wohnung problemlos einen Zehn-Kilometer-Kurs zu erhalten. Dafür brauche ich bei lockerem Trab heute gut eine Stunde.

Kilometer null bis zwei.

Ich befinde mich neben dem Reichstag, Eingang Spreeseite. Gerade musste ich einem orangefarbenen Leihbike ausweichen. Sie wissen schon, diese furchtbaren China-Räder, die kein zurechnungsfähiger Mensch jemals freiwillig verwenden würde, weil alle Bewegungsdaten sofort nach Peking weitergeleitet werden, die aber dennoch in unseren Großstädten überall im Weg herumstehen. Im Parlament brennt noch Licht, irgendeine Spätsitzung, davor die gereihten Limousinen mit B-FD-Kennzeichen für »Fahrdienst«. Gelangweilte Chauffeure sitzen vor dem Steuer und starren auf ihr Handy, einzelne stehen neben den Autos und rauchen.

Während ich einen Fuß vor den anderen setze, denke ich darüber nach, wie es sich anfühlen würde, mein eigenes Kind in den Armen zu halten. Vater- oder Muttersein gehören zu den Dingen im Leben, von denen man viel erzählt bekommen kann, aber nichts – überhaupt nichts! – weiß, wenn man es nicht selbst durchlebt hat. Und es ist ungeheuer persönlich, so viel habe ich mittlerweile realisiert.

Im Rahmen meiner Recherche konnte ich einige sehr unterschiedliche Herangehensweisen an das Thema erleben. Da ist Winston Blackmore, ein Mann, der angesichts seiner Kinderschar mit zunehmendem Alter Probleme haben wird, die einzelnen Gesichter und Mütter voneinander zu unterscheiden. (Da hilft auch keine WhatsApp-Familiengruppe oder eine gut kuratierte Fotobibliothek.) Oder das Paar aus dem Tokioter Vorstadtzug, das zwar nicht mehr jung war, dafür voller Zuneigung und Geborgenheit für ihr Kind. Oder der sterile türkische Taxifahrer, der dank TESE seinem Nachwuchs jeden Abend per Videochat Gute Nacht sagen kann.

Will ich das wirklich nicht erleben beziehungsweise mich damit abfinden, es niemals erleben zu können? Ist es ein Zeichen von Schwäche, dass ich mich ungeheuer davor fürchte, wenn ein Arzt unter Narkose an meinem Hoden herumfuhrwerkt und zumindest eine geringe Chance besteht, dass er mir wichtige Teile meines sowieso schon angeschlagenen Gemächts noch weiter beschädigt? Was ist mit der Angst, überhaupt kein Mann mehr zu sein, wenn dabei Leydig-Zwischenzellen flöten gehen, die dafür sorgen, dass ich ausreichend Testosteron erzeugen kann? Es ist eine echte Urangst, und ich beneide Üzgür um die Kraft, dies durchgezogen zu haben. Er hat alles auf eine Karte gesetzt und viel gewonnen, obwohl es kein einfacher Eingriff ist. Ich bin mir in unserem Fall immer noch nicht sicher, ob die vage Hoffnung auf ein

Kind all die medizinischen Unwägbarkeiten, die vor uns liegen würden, rechtfertigt.

Kilometer zwei bis vier.

Nach Touristen-Slalomlauf neben der Reichstagswiese und einem Beinahe-Zusammenstoß mit einem Sportwagen beim Überqueren der Straße – kurz vor dem Kanzleramt noch mal kräftig Gas geben ist in manchen Kreisen offenbar Pflicht – ist der Tiergarten erreicht. Ich weiche einer der Beregnungsanlagen aus, die heute ausnahmsweise aktiviert wurden – war den Landschaftspflegern dann wohl doch ein wenig zu viel mit der Wüste Gobi hier.

Rund zwei Drittel des Wassers landen mitten auf dem Weg und nicht in der verdorrten Vegetation. Trotz eines gewagten Hechtsprungs werde ich oberflächlich klitschnass. Macht nichts, bin ich nach dem Laufen ja sowieso.

Sollte die TESE bei mir tatsächlich erfolgreich sein, also Spermien gefunden werden, ist das nur der erste Schritt, kaue ich weiter auf meiner Entscheidung herum. Dann käme der lange Weg der künstlichen Befruchtung. Eientnahme, Zusammenbringen von Spermium und Eizelle im Reagenzglas, Einsetzung. Hoffen, dass die Schwangerschaft überhaupt beginnt und dann erfolgreich verläuft.

Das wäre, allein schon durch die notwendige Hormongabe, für meine Frau eine enorme Belastung. Und was ist mit den durchaus nicht selten vorkommenden Fehlgeburten nach IVF, den psychischen wie physischen Ups und Downs, die ich nur begleiten, E. aber überhaupt nicht abnehmen kann? Kann ich ihr das zumuten? Sie würde es tun, das hat sie mir klipp und klar gesagt. Sie kann es, meint sie, sie will es, sagt sie, sie macht es. Aber kann ich wiederum die Verantwortung dafür übernehmen, sie dieser körperlichen und seelischen Qualen auszusetzen, die da zweifellos auf sie zukommen würden? Es ist verzwickt und mehr als eine Frage von Liebe und Zuneigung, ich habe schlicht Angst um sie. Mehr noch als um mich selbst. (Ich weiß, wie gestelzt heldenhaft das klingt, es ist aber einfach so.)

Kilometer vier bis fünf.
Ich laufe am Weg zum Bellevue vorbei und knicke fast auf dem schlecht eingefassten Kopfsteinpflaster um. Glück gehabt, nix passiert. Fußgelenk hat überlebt. Das mir so was auch immer passieren muss.

Ob der Steinmeier wohl noch arbeitet oder sich schon in seine Dienstwohnung in der Villa Wurmbach in Dahlem hat fahren lassen? Was für ein schöner Job, was für ein Mann. Von Detmold über Goslar in die Weltstadt Berlin, vom Kanzleramt über den Werderschen Markt ins Schloss. Eine Geschichte, wie sie wohl nur die langsam untergehende Sozialdemokratie des ausgehenden 20. Jahrhunderts schreiben konnte.

Der Papa Tischler, die Mama Arbeiterin. Ob die sich wohl jemals Gedanken darüber gemacht haben, was ein Kind für sie bedeutet? Ob es sie in ihrer gewählten Lebensplanung stört oder zu ihrer Zufriedenheit einen ausreichenden Beitrag leistet?

Nein, sie haben es sicherlich einfach bekommen. Das hat man damals so gemacht, 1956 bei der Zeugung des kleinen Frank-Walter und den vielen anderen Kindern, die die Deutschen in der Babyboomer-Zeit auf den Planeten schafften, als gelte es, ihn wieder zu bevölkern. Es war das Normalste von der Welt und stand außer Frage. Alles andere wäre nur merkwürdig gewesen. Was, die hat noch kein Kind, ist was mit der? Oder, Gott bewahre, mit ihm?

Steinmeier selbst hat jedenfalls seine Pflicht getan, er hat eine Tochter, Merit, mit der er laut Angaben seiner Frau gegenüber dem *Stern* auch schon mal bis um zwei Uhr nachts Ikea-Regale aufbaut, selbst wenn er gerade von einer Auslandsreise kommt.

Und sollte die TESE funktionieren, die Eientnahme, die ICSI, die Einsetzung, die Schwangerschaft, die Geburt – wer kann uns garantieren, dass unser Kind (oder unsere Kinder, schließlich steigt die Wahrscheinlichkeit der Zwillingsgeburt bei künstlicher Befruchtung) gesund sein wird? Wir sind – fortpflanzungstechnisch – alt, beide inzwischen über vierzig; das Risiko von Säuglingserkrankungen steigt da bereits rapide. Trisomie 21, das Downsyndrom, weist ab dem vierten Lebensjahrzehnt der Frau eine Wahrscheinlichkeit von einem Prozent auf, die in den folgenden Jahren signifikant ansteigt. Kämen wir damit zurecht, sollte uns das betreffen? Wir haben vor allem die Befürchtung, was mit einem solchen Kind wäre, sollten wir einmal nicht mehr da sein und für es sorgen können. Das macht mir ehrlich gesagt mehr Angst als die Behinderung an sich, so belastend die sicherlich für Eltern sein kann. Es gibt andere mit dem Alter der Gebärenden einhergehende Erkrankungen, andere Arten der Trisomie etwa, bei den ein Säugling nur wenige Tage überlebt. Eine Bekannte hat das durchgestanden. Kaum vorstellbar, wie das ist, wenn man zuvor den ganzen Spießrutenlauf moderner Fortpflanzungsmedizin hat mitmachen müssen.

Kilometer fünf bis sechs.

Eben bin ich am Flüchtlingsstrich vorbeigekommen, der sich ausgerechnet neben der katholischen Kirche am Eingang zum Tiergarten gebildet hat. An der einen Ecke steht immer derselbe Zuhältertyp mit nahöstlichen Gesichtszügen, egal zu welcher Uhrzeit. Ich habe ihn schon so häufig gesehen, dass ich erwogen habe, ihn zu grüßen. Stattdessen schaue ich geflissentlich weg.

Männer gehen verstohlen an mir vorbei, ich umlaufe sie einigermaßen geschickt, damit ich nicht mit ihnen zusammenstoße. Vielleicht wäre ich heute doch besser früh am Morgen gelaufen. Jetzt ist es zu spät.

Ich überquere die Straße des 17. Juni kurz vor dem S-Bahnhof Tiergarten und erwische glücklicherweise eine Grünphase. Wie ich es hasse, beim Laufen anhalten zu müssen, das bringt mich immer völlig aus dem Tritt. Ich weiche Glassplittern und überquellenden Müllkübeln aus und laufe in Richtung Neuer See den Großen Weg entlang. An der Liebknecht-Gedenkstätte – hier haben sie den erst siebenundvierzigjährigen Karl der Geschichtsschreibung nach hinterrücks erschossen – liegt eine einsame Blume.

Wenn also alles gut geht mit dem Kind, es gesund ist und munter, was ist dann? Wird es mich so bereichern, dass es meinem Leben einen neuen Sinn gibt? Genau das wollte ich eigentlich immer vermeiden, dem Kind eine solche Verantwortung zuzuschieben. Sinnstiftend für seine Eltern zu sein ist so ziemlich das Schlimmste, was man einem neuen Menschen antun kann. Und trotzdem muss ich darüber nachdenken. Worum geht es mir bei meinem Ringen mit dieser Sterilität überhaupt? Will ich beweisen, dass ich ein echter Mann bin? Ist es ein gesellschaftliches Bild von Familienleben, das ich komplettieren möchte? Ein Perfektionsanspruch? Oder ist es menschliche Eitelkeit und der feste evolutionäre Wille, mich fortzupflanzen, meine Familienlinie zu erhalten (männlicherseits, meine Schwester waltete mit ihren zwei Töchtern bereits ihres Amtes), der ganze darwinistische Quatsch? Will ich ein tiefes Bedürfnis in mir stillen, eine Leerstelle füllen?

Es ist ein bisschen von allem. Ich weiß zum Beispiel, dass seit dem Moment, an dem feststand, dass ich mit normalen Mitteln keine Kinder bekommen kann, eine tiefe Traurigkeit von mir Besitz ergriffen hat, die nicht mehr abzuziehen bereit ist. Sie ist unterschwellig immer da, egal was ich tue, wie sehr ich auch versuche, mir selbst mit irgendwelchem oberflächlichem Schwachsinn Vergnügen zu bereiten. Renee Reijo Pera, die Stammzellbiologin aus den USA, hat das schon richtig gesagt: Es ist so, als wäre jemand gestorben.

Kilometer sechs bis acht.
Ich bin auf dem Rückweg, gerade habe ich den Spreeweg unfallfrei überquert. Meine Gedanken rasen, während ich versuche, auf meine Atmung zu achten. Durch die Nase rein, durch den Mund raus, so kriegt man kein Seitenstechen. Andererseits habe ich das sowieso nicht mehr, ich kann beim Laufen mittlerweile locker telefonieren. Wenn man noch normal reden kann, heißt es, hat man seine richtige Laufgeschwindigkeit gefunden. Es ist nur niemand da, mit dem ich jetzt reden könnte. Ich bin allein. Ich versuche, meine Schwester anzurufen, sie ist Psychologin und weiß meistens, was man in solchen Situationen tut. Sie geht leider nicht ran.

Vielleicht muss ich diese Entscheidung einfach offenlassen, sage ich mir. Es wäre das Leichteste, das Risikoärmste, das *Menschlichste*. Wie oft schon bin ich Problemen – zumindest kurzzeitig – aus dem Weg gegangen, nachher hat sich dann doch alles zusammengeruckelt. Aber hier, bei meiner Sterilität?

Entschließe ich mich gegen die TESE, erfahre ich nicht, ob bei mir noch etwas zu retten gewesen wäre, ob in meinem Hoden vielleicht doch noch die ein oder andere Samenzelle herumschwimmt, die es nicht in Ejakulat schafft, aus welchen medizinischen Gründen auch immer. Und was wäre, wenn man nichts findet? Käme ich mit dieser Enttäuschung klar? Bin ich dann »doppelt steril«? Oder ist es nur eine endgültige Bestätigung meines Schicksals?

Kilometer neun bis zehn.
Ich bin wieder am Reichstagsufer. Die Limousinen sind mittlerweile abgefahren, das grelle Licht der Fassadenbeleuchtung des Bundestags blendet mich, weil ich keine Lust habe, außen vorbeizulaufen. Was ist jetzt mit der verdammten Entscheidung? Sei ein Mann, zum Donnerwetter, reiß dich zusammen, komm zu einem Schluss, realisiere endlich, was du zu tun hast. Ich biege auf die Marschallbrücke ein und laufe auf einen Bundestagsbau zu, der wegen Baumängeln fast so lange leer steht wie der BER.

Und ich fühle – nichts. Ich bin ausgelaugt, nicht vom Laufen, sondern vom Nachdenken, vom Hadern, vom Zögern, vom Alles-infrage-Stellen. Es tut mir leid, dass ich hier jetzt keine Lösung präsentieren kann. Ich glaube, ich brauche noch ein Weilchen. Verdammt, ist das hart.

19 Was zu tun ist

Darwin-Tag.
Wenn mir beim Schreiben eines klar geworden ist, dann die Tatsache, dass wir handeln müssen, um die immer weiter um sich greifende männliche Unfruchtbarkeit zu bekämpfen. Gleichzeitig müssen wir gesellschaftliche Rahmenbedingungen schaffen, die es einfacher machen, Kinder zu bekommen, wenn es uns möglich ist. Ich spreche damit ausdrücklich sowohl uns Normalsterbliche als auch Politiker an.

Daher habe ich einige entscheidende Forderungen aufgestellt, die ich für bedenkens- und vor allem umsetzungswert halte. Innerlich sehe ich mich schon auf der Straße mit erhobener Faust bei meiner eigenen Demo vor dem Brandenburger Tor. Aber mein Werkzeug ist dann doch eher die Tastatur. Entstanden sind dabei sieben goldene Regeln, die eine Art Leitfaden bilden können, der zeigt, was zu tun ist. Interessanterweise entstand ein Großteil dieser Vorschläge am Vorabend des wissenschaftlichen Feiertags, der jedes Jahr zum Geburtstag des großen englischen Evolutionstheoretikers Charles R. Darwin begangen wird. Und der hat schließlich so treffend gesagt: »Wer auch nur eine Stunde seiner Zeit vergeudet, hat den Wert des Lebens nicht erkannt.« Wir sollten aufhören, uns selbst aus der Evolution zu schießen.

1. Macht euch locker in Sachen Kinderkriegen!
Kinder werden heute von ihren Erzeugerinnen und Erzeugern mit unfassbar vielen Ansprüchen, Träumen und Zielvorstellungen aufgeladen, die sie in keinster Weise erfüllen können. Es war auch nie ihre Aufgabe. Es ist schlicht die nächste Generation Mensch. Kinder geben dem Leben einen Sinn, so hört man das häufig. Hätte man das einem Normalbürger oder einer Normalbürgerin in der Bundesrepublik der Fünfzigerjahre gesagt, sie hätten nicht verstanden, um was es hier geht. (In der DDR war das nicht anders.) Man kriegt Kinder, diese sind Teil des Lebens! Nicht mehr und nicht weniger.

Das ist einerseits normal und völlig natürlich, andererseits unglaublich wichtig. Aber es ist kein Grund, in Panik zu verfallen. Es ist, ich wiederhole mich hier, nicht sinnvoll, Kinder mit seinen Wünschen und Zielvorstellungen aufzuladen, auch wenn dies der menschlichen Natur zu entsprechen scheint. Man nimmt ihnen dadurch die Chance, sich zu vollständigen Wesen zu entwickeln. Gleichzeitig verpasst man ihnen eine gehörige Portion Neurotik, weil niemand, ich wiederhole, niemand so sein sollte, wie sich das ein anderer von einem wünscht. Jeder Mensch hat ein Recht darauf, er selbst zu sein.

Meine Frau und ich hatten lange Angst davor, uns mit dem Thema Kinder zu beschäftigen, weil wir immer dachten, wir könnten womöglich etwas falsch machen, weil wir selbst in unserer Kindheit Probleme hatten, die wir auf unsere Eltern zurückführten.

Wer diese Angst teilt, dem rufe ich zu: »Was ist schlimmer – in eine leicht neurotische Familie hineingeboren zu sein (Neurotik ist die Würze des Lebens, aber das lernt man erst ab vierzig!) oder erst gar nicht zu existieren?« Ich würde sagen: Letzteres. So hart es auch ist, Kinder in dieser Welt großzuziehen, man kriegt das schon hin. Tun Sie es also, wenn Sie es können. Ich kann es nicht.

2. Habt bis spätestens Mitte zwanzig Kinder!
Kürzlich sah ich im Zug ein junges spanischsprachiges Paar mit ihrem Sohn. Sie sahen aus, als wüssten sie noch wenig von der Welt, versorgten den Kleinen aber mit einer Liebe und einem Spaß, dass mir ganz warm ums Herz wurde. Die Tatsache, wie natürlich sie an diese – laut Meinung vieler moderner Menschen – äußerste aller Problemstellungen herangingen, führte mir vor, wie sinnvoll es ist, frühzeitig eigenen Nachwuchs auf diesen Planeten zu bringen.

Das mag nach Binsenweisheit klingen, ist es aber nicht. Zwischen zwanzig und dreißig sind Mann und Frau körperlich und geistig ausreichend fit, sowohl bei der Zeugung, in der Schwangerschaft und auch in den ersten Lebensjahren des Kindes.

Wer aktuell mit vierundzwanzig sein erstes Kind bekommt, gilt in Deutschland in gewissen Kreisen fast als asozial, unvernünftig, ja unverantwortlich. Diese Haltung ist, biologisch gesehen, völlig daneben. Nie sind Frau und Mann fruchtbarer als in diesem Lebensjahrzehnt. Wir – und damit meine ich große Teile der westlichen Welt – verschwenden diese Zeit einfach.

Ein weiterer Vorteil, den die frühe Elternschaft mit sich bringt: Die Kinder sind dementsprechend früher aus dem Haus. Wenn ich mein Kind mit vierundzwanzig habe, ist es spätestens in meinem vierundvierzigsten Lebensjahr flügge. Ich kann mich voll auf eine lange und ausgiebige Karriere konzentrieren, egal ob ich Männlein oder Weiblein bin. Das klappt in Norwegen beispielsweise übrigens ganz wunderbar.

Damit dieser Vorschlag funktioniert, brauchen wir zunächst eine Bewusstseinsänderung. Jungen Menschen muss klargemacht werden, dass es gesellschaftlich erwünscht ist, dass sie Kinder nicht erst mit achtunddreißig bekommen. Es muss ein institutionelles System geben, das dies unterstützt. Direkte und konkrete staatliche Hilfen sind erforderlich. Wir benötigen Kindergärten mit hohem Erziehungsniveau an Universitäten und Ausbildungsstätten, die nichts kosten, sowie funktionierende Fernhochschulen und Fernausbildungen (die Technik dafür ist seit Jahren vorhanden). Das Naserümpfen der sogenannten Eliten bei junger Elternschaft muss aufhören. Und: Ich plädiere für die Einführung einer finanziellen Absicherung, die es einem Partner erlaubt, die ersten beiden Lebensjahre zu Hause zu bleiben.

3. Macht euch klar, dass Kinder Zukunft sind – und handelt danach!

Wenn Regierungschefs wichtiger Länder Europas – etwa Angela Merkel in Deutschland, Emmanuel Macron in Frankreich und vor Boris Johnson auch Theresa May in Großbritannien – kinderlos sind, hat das eine große Aussagekraft. Niemand von ihnen würde zugeben, dass ihre persönliche Kinderlosigkeit – ob selbst gewählt oder unfreiwillig – Auswirkungen auf ihre Vorstellungen von der Zukunft hat. Doch wer keine Kinder hat, dem wird eine entscheidende Perspektive auf das, was kommen wird, genommen. Ich kann so viel über die Zukunft reden, wie ich möchte, sie in den schillerndsten Farben malen, sie bestmöglich vorbereitet wissen – wenn ich keine Aktien in sie habe, ist das alles im besten Fall Schönfärberei, im schlechtesten Betrug.

Der Mensch ist so gemacht: Das Wissen, dass ein Teil

von ihm weiterleben wird, verändert seine persönliche Einstellung zu seiner Existenz gewaltig. Ich selbst kann das, so viel muss ich zugeben, nur abgestuft nachvollziehen, es aus Gesprächen mit Eltern herausfiltern. Es hat sehr viel mit Verantwortung zu tun, die man tief im Inneren seines Körpers spüren kann. Ich selbst habe es etwa so verstanden, wie ich mich fühle, wenn meiner Frau Leid angetan wird und ich wenig bis nichts dagegen ausrichten kann.

Wer keine Kinder hat, hat keine echte Verbindung zu Ereignissen in der Zukunft. Er kann sich kommende Naturkatastrophen, Kriege und Gewalt nach seinem Ableben zwar theoretisch vorstellen, ihm kann es aber – und das spürt er bis in seine Knochen – letztlich herzlich egal sein. Diese biologische Nach-mir-die-Sintflut-Haltung ist eine sehr, sehr, sehr schlechte Eigenschaft eines eine Nation anführenden Politikers oder einer Politikerin. Entsprechend gut ist es, wenn (junge!) Eltern in Positionen der Macht gelangen und Einfluss ausüben können, statt dies einer kinderlosen Elite zu überlassen, die für Familienmenschen hinter verschlossenen Türen nur ein mildes Lächeln übrighat.

4. Kümmert euch um Familien!

Wir leben in sozialpolitisch völlig absurden Zeiten. Der Staat scheint einerseits für manche Projekte über geradezu unendlich viele Mittel zu verfügen, während in anderen Bereichen gespart wird, bis es quietscht – und uns mitgeteilt wird, dies sei alternativlos. Das trifft insbesondere die Keimzelle unserer Gesellschaft, die Familie.

Wenn wir wollen, dass es wieder mehr Kinder gibt, muss ein grundsätzlicher Strategiewechsel her. Einige dafür notwendige Voraussetzungen habe ich oben genannt.

Am wichtigsten ist aber, dass das, mit was sich Familien tagtäglich herumschlagen müssen, überhaupt adäquat thematisiert wird. Ich habe das Gefühl – und das sage ich als Journalist, dessen Aufgabe es ist, tagtäglich sehr viele Neuigkeiten zu lesen und zu verarbeiten –, dass solche Problemstellungen nur dann akut in der gesellschaftlichen Debatte vorkommen, wenn es deutlich sichtbare Auswüchse gibt.

In Berlin ist das beispielsweise die Kita-Krise, bei der man sich als Außenstehender fragt, wie junge Familien in dieser Welt überhaupt existieren können (von Licht, Liebe und Dispositionskredit?), wenn es die Stadt nicht hinbekommt, Eltern Kindergartenplätze zuzuordnen, selbst wenn sie diese bereits in der Zeugungsnacht beantragt haben. Wir wollen, dass Frau und Mann gleichberechtigt arbeiten, kriegen aber keine vernünftige Betreuung hin in einem der reichsten Länder dieser Erde? Dass die Verantwortlichen sich nicht vor Peinlichkeit jede Nacht schlaflos im Bett herumwälzen, ist mir ein Rätsel. In anderen Zeiten hätte man sie mit Mistgabeln durch die Straßen getrieben.

Wenn aber Familien im gesellschaftlichen Diskurs nur noch unter ferner liefen vorkommen, ist es kein Wunder, dass die Geburtenrate nicht steigt. Es gibt viel zu wenig positive Beispiele, die die Leute kopieren könnten.

Man hört nur von Problemen, Ärger und Katastrophen. Es wird einem eingeredet, dass man quasi verrückt sein muss, um in diesen Zeiten Vater oder Mutter zu werden.

Den Wahnwitz, Vater oder Mutter zu sein, den gibt es, wenn mich meine Freunde und Kollegen nicht belügen, im Alltag tatsächlich. Das Positive und Erkenntnisreiche, das nur eine Familie vermitteln kann – jeder von uns kommt doch aus einer! –, wird hingegen nur selten geschildert. Oder nur als Abgrenzung zu Kinderlosen. Diese sollten dagegen die natürlichen Freunde der Kinderreichen sein, kümmern die sich ja indirekt um ihre Rente, solange unsere Umlagefinanzierung nicht ganz zusammenbricht.

5. Bezahlt die Menschen endlich wieder ordentlich!

Früher war es möglich, dass eine Person in der Familie – okay, es war in 90 Prozent der Fälle der Mann – die gesamte Familie ernähren konnte. Dies gab den Menschen Wahlmöglichkeiten. Einer der Partner konnte, wenn das gewünscht war, zu Hause bleiben, um sich um das Großziehen der Kinder zu kümmern, ohne dass das Nagen am Hungertuch drohte. Mir persönlich ist es reichlich egal, ob diesen Part die Frau oder der Mann übernimmt (abwechselnd wäre super!), es muss jedoch erst einmal wieder zu einer praktisch umsetzbaren Möglichkeit werden.

Enorme Wohnraumkosten- und Mietsteigerungen, Betreuungsbeiträge, die ein drittes Gehalt erfordern, Schulgeld, Kosten für hochwertige Freizeitaktivitäten, Verkehrsmittel und gesunde Ernährung fressen unsere Gehälter auf, die noch immer viel zu langsam steigen. Es ist in deutschen Großstädten in den meisten Familien – egal welchen Bildungsgrads – daher zwingend notwendig, dass beide Partner arbeiten. Die Wahl besteht gar nicht mehr, ob eine Person außerhalb der – meiner Meinung nach viel zu kurzen – staatlichen »Elternzeit« zu Hause bleibt. Und wer weiß, dass er nach einem Jahr Arbeitslosigkeit den Hartz-IV-Offenbarungseid leisten muss, ist wenig motiviert, Nachwuchs zu zeugen.

Es ist natürlich hervorragend, dass es uns in den letzten Jahrzehnten gelungen ist, Frauen derart intensiv in das Arbeitsleben einzubinden, dass sie genauso unverzichtbar sind wie Männer. Andererseits wäre es doch hervorragend, wenn zumindest eine realistische Chance bestünde, wenn einer der Partner sich auf Wunsch der Kindererziehung widmen kann. Das darf natürlich gerne der Mann sein. Ich zum Beispiel würde es mit Handkuss tun, wäre es denn eine Option. Gleichzeitig müssen wir dieser Tätigkeit das notwendige gesellschaftliche Gewicht beimessen: Es ist der wichtigste Job der Welt – und vermutlich auch der tollste und gleichzeitig der anstrengendste.

6. Lasst Kulturen nicht sterben!
Wenn ich bei meinem Besuch in Japan eines gelernt habe, dann ist es das Faktum, dass Kulturen sterblich sind – und zwar in ihrer gesamten Tiefe und Breite. Man mag das, mit dem man heute in seinem täglichen Leben konfrontiert wird, abwechselnd für idiotisch, extrem doof oder auch nur für verzichtbar halten. Man mag schreien, wie bescheuert doch die Mitmenschen, die Behörden, die einen umgebende Landschaft, Architektur, der Wald, die heimische Tierwelt oder die allgemein angesagte Buch- und Unterhaltungsbranche sind. Doch ganz in uns drin mögen wir den Ort, an dem wir leben, wir haben seine Kultur verinnerlicht und könnten uns im Grunde unserer Seele nicht vorstellen, dass er sich morgen, übermorgen oder in ein paar Jahrzehnten derart verändert, dass wir ihn nicht mehr wiedererkennen.

Haben wir jedoch keine Kinder mehr, sterben Kulturen. Das ist in Japan glasklar zu sehen. Werden keine passenden Maßnahmen ergriffen, mag es noch hundert Jahre dauern, bis es so weit ist – aber eines schönen Tages sind Okonomiyaki, Calpis, der Tokyo Sky Tree, die Yamanote-Linie oder das Gewusel am Bahnhof Shinjuku nicht mehr auf diesem Planeten existent, und wenn doch, dann höchstens in einer

Augmented-Reality-Installation in einem Museum (oder wie auch immer wir Bilder dann direkt in unsere Gehirne gespeist bekommen).

Man kann als Argument einwerfen, dass es nicht schade um diese oder jene Kultur wäre, insbesondere wenn sie ihre diversen Schattenseiten hat(te). Und überhaupt, sagen die Postmodernisten: Es ist der Lauf der Dinge und Strukturen, sie verfallen eben, wenn sie denn überhaupt real sind.

Oder vielleicht ist uns die Evolution – das hat mir gegenüber ein Wissenschaftler einmal angedeutet, dessen Name mir entfallen ist – einfach ein paar Schritte voraus, und die zunehmende Kinderlosigkeit des Westens hat gute natürliche Gründe. Als Gegenmaßnahme zur Überbevölkerung zum Beispiel.

Lange Rede, kurzer Sinn: Wenn wir keine Kinder mehr bekommen, sterben Kulturen. Und Kulturen können sterben, das zeigt ein Blick in die Geschichtsbücher. Wir sollten uns nicht einbilden, dass uns dieses Schicksal erspart bleiben wird, weil wir heutzutage über bestimmte technische Mittel und Methoden verfügen. Die alten Römer hatten Aquädukte, Wasserspülungen, den Straßenbau und Zement. Genutzt hat es ihnen wenig.

7. Befasst euch mit dem Problem Unfruchtbarkeit bei Männern!

Die zunehmende Sterilität des Mannes im Westen ist eine wissenschaftliche Tatsache. Sie ist in Metaanalysen nachgewiesen, die Forschung ist solide. Trotzdem passiert bis zum heutigen Zeitpunkt fast nichts. Das hat mehrere Gründe. So ist die Fertilität aktuell noch groß genug, dass ihr Niedergang nur Spezialisten auffällt – und den Betroffenen selbst.

Schließlich hat die Natur es geschickt eingefädelt – und so müssen die Spermien eines Mannes nicht jeden Tag Gewehr bei Fuß stehen. In jenen wenigen Momenten im Leben eines westlichen Mannes, wenn ihre Einsatzbereitschaft gefordert ist, funktionieren sie oft noch (dass im Ejakulat Millionen Samenzellen enthalten sind, ist hier hilfreich). Dennoch demonstriert der zunehmende Besucherandrang in den Kinderwunschzentren Europas, der USA oder Japans deutlich, wohin die Reise geht.

Forschung über männliche Sterilität muss daher ausreichend mit finanziellen Mitteln ausgestattet sein. Sie muss in der Politik und in der Gesellschaft offen diskutiert werden. Derzeit machen wir uns noch nicht klar, vor welchem Problem wir (und vor allem künftige Generationen) stehen. Es besteht die reale Chance, dass wir in nicht allzu ferner Zukunft die natürliche Möglichkeit der Fortpflanzung verlieren, wenn wir nicht aufpassen. Worüber jetzt nur vereinzelte Menschen klagen, wird dann zum Alltagsproblem.

Wer jetzt damit kommt, dass wir bis dahin technische Methoden haben, die uns helfen, dieses Problem zu lösen, ist auf dem Holzweg: Die werden zwar für Menschen mit genügend Geld vorhanden sein, nicht jedoch für die breite Masse. Die ethischen und politischen Auswirkungen einer derartigen Selektion (ja, es wäre eine!) will ich mir gar nicht erst ausmalen.

Was wir weiterhin unbedingt brauchen, ist ein allgemeines Monitoring. Jeder Mann sollte mit spätestens achtzehn Jahren sein Sperma analysieren lassen – am besten schon zu Beginn der Pubertät, um Probleme vorzeitig zu erkennen. Wir haben aktuell viel zu wenig Daten. Gleichzeitig ist es eine Schande für unser wissenschaftliches und medizinisches System, dass einem Problem mit einer solchen Tragweite derart wenige

Ressourcen gewidmet werden. Es ist ein, ich verwende hier ein Bild aus der englischen Sprache, sich sehr langsam abspielendes Zugunglück, bei dem zwei voll beladene Güterzüge mit enormer Wucht aufeinanderprallen, wenn nicht vorher jemand die Weiche umstellt.

Weiterhin ist völlig unverständlich, dass der Staat Kinderwunschbehandlungen nicht standardmäßig voll bezahlt. Seit 2004 übernehmen gesetzliche Kassen die künstliche Befruchtung nur noch zur Hälfte (und ab dem vierten Versuch überhaupt nicht mehr!), was zu einem radikalen Einbruch in der Behandlungsstatistik führte. Mittlerweile ist die Zahl der Behandlungen zwar wieder auf einem ähnlichen Niveau wie vor dieser meiner Meinung nach höchst unsozialen Entscheidung. Doch viele Menschen sparen sich mittlerweile ihren Kinderwunsch vom Munde ab oder greifen zu teuren Krediten, die sie über Jahre abstottern müssen.

Wie kann es bitte schön aber nicht im Interesse eines reichen Sozialstaats sein, dass seine Bürger sich vermehren? Sie stellen schließlich das Staatsvolk dar, zahlen Steuern und in die Sozialkassen ein. Das Geld, das eine Kinderwunschbehandlung kosten mag – und seien es 5000 Euro, ja 10 000 Euro –, holt sich die Gesellschaft später verzinst und vervielfacht zurück.

20 Cliffhanger

Alles auf Anfang.
Die Hoffnung, so heißt es ja gerne im Klischee, stirbt zuletzt. Und wenn ich auf meiner langen Reise etwas nicht verloren habe, dann ist es mein Optimismus, so unrealistisch er auch sein mag. Das hängt stark mit E. zusammen, die mir bei allen medizinischen Problemen und emotionalen Achterbahnfahrten stets mit ihrer nahezu unendlichen Langmut zur Seite gestanden hat.

Kurz vor Abgabe des Manuskripts habe ich folglich damit begonnen, den ganzen Prozess noch einmal von vorne zu durchlaufen. Ich wollte dringend eine Zweitmeinung einholen, von Menschen, die sich auf mein Problem spezialisiert haben. Außerdem dachte ich in meiner unendlichen Naivität, dass sich ja vielleicht irgendwie in der Zwischenzeit alles medizinisch zurechtgeruckelt haben könnte, denn Wunder gibt es ja bekanntlich immer wieder – und die Zeit heilt alle Wunden.

Also habe ich in einem letzten Versuch des Aufbäumens gegen meine Biologie noch einmal einen Termin bei Professor Sabine Kliesch in Münster gemacht. Die Idee dabei: die komplette Diagnostik meines Kinderwunschzentrums zu wiederholen – zumindest jene Teile, die medizinisch sinnvoll sind.

Davor will ich außerdem persönlich tätig werden: im Rahmen eines Selbstversuchs. Denn heutzutage kann man als Mann ganz einfach zu Hause nachgucken, wie es um die eigene Fertilität bestellt ist.

֍

Ausgerechnet am Tag meines Männlichkeitsexperiments sind mir in der U-Bahn, im Kaufhaus und auf der Straße drei Väter begegnet, die mit ihren Kleinkindsöhnen alleine unterwegs waren. Und alle drei füllten die Rolle eines Vaters, wie ich mir sie immer ausgemalt habe, perfekt aus. Der erste erzählte seinem Sohn, wie viele Sekunden seit seiner Geburt (der Kleine war fünf Jahre alt) vergangen waren (»Ich brauche dafür aber mein Handy, im Kopf schaffe ich das nicht«), der zweite erläuterte, dass der Buchladen, den die beiden besuchen wollten, die Straße runter sei (inklusive der genauen Meterzahl), und der dritte Vater brachte seinen Buben zum Lachen, weil er mit seinem dicken Rucksack so weit aus einem Aufzug herausragte, dass der nicht mehr zugehen wollte.

Und dann traf ich schließlich, einer Marienerscheinung gleich, auch noch zweimal hintereinander und jeweils in der Bahn – wir hatten offenbar genau den gleichen Weg den Kurfürstendamm entlang – ein und dieselbe Mutter mit Kind, die zwischen fünfunddreißig und vierzig war und dreimal Nachwuchs hatte (»Beim Dritten ist eigentlich alles egal«, rief sie mir zu). Das war dann doch alles emotional ein bisschen viel für mich.

Diese geballte Ladung von Eltern-Kind-Begegnungen motiviert mich aber immerhin dazu, folgenden Selbstversuch zu wagen – denn heutzutage vertraut man bekanntlich niemandem mehr, nicht einmal seinem Arzt: Ich kaufe mir also online ein Testkit, Kostenpunkt: 65 Euro. Die gibt es seit ein paar Jahren, weil ein cleveres israelisches Start-up-Unternehmen auf die Idee gekommen ist, ein bisschen Chemie mit einem Stück Hardware zu kombinieren, das man an sein Handy oder seinen Computer anschließen kann. Das etwas albern »YO« genannte Gerät nimmt einen Teil einer Ejakulatsprobe an, die man zuvor auf einen Objektträger aufgebracht hat. Dann filmt eine mit einem Mikroskop ausgestattete Kamera die hoffentlich vorhandenen Schwimmer und bringt sie über eine App zur Anzeige.

Erst erklicke ich mir natürlich die falsche Version, denn schließlich muss man es sich spannend machen. Nein, ich habe kein iPhone 7! Also geht das Testkit zum Online-Händler zurück, und ich besorge mir die Variante, die an meinen Rechner passt.

Die Versuchsanordnung, vorgenommen an einem Samstag, erweist sich dann als Mischung zwischen sehr einfach und hoch kompliziert. Die Probe kommt – wie in jedem Kinderwunschzentrum – in einen beiliegenden Becher, in den man ein beiliegendes Mittelchen zu streuen hat, das das Ejakulat weiter verflüssigt und es eklig rosa einfärbt. Nach einer Wartezeit, die die App mit einem lustigen Fruchtbarkeitsquiz verkürzt, nimmt man die im »YO«-Testkit enthaltene Pipette, rührt um und platziert die Probe schließlich auf den mitgelieferten Objektträger. Dabei merke ich, dass ich wirklich nicht das Zeug zum Chemielaboranten habe, denn der Träger will sich zunächst nicht füllen, weil der sehr kleine Einfüllstutzen nur schwer zu treffen ist. Aber dann klappt es schließlich doch. Ich wische den Rand des Objektträgers einmal ab und lege ihn in die Kamera ein. Kurz muss ich noch warten, während die App irgendwelche geheimen Berechnungen vorzunehmen scheint und die Kamera für eine Minute im Einsatz ist. Und plötzlich erscheint auch schon das Video.

Zunächst bin ich hoffnungsfroh. Irgendetwas bewegt sich auf dem Bild, aber das sind, so zeigt ein Vergleichsvideo, keine Spermien. Keine kleinen Schwimmer mit lustigem Kopf und kurzem Schwanz, ohne den fortpflanzungstechnisch nichts geht. Da ist: nichts. Hinzu kommt, dass die App mir mitteilt, dass der Anteil der beweglichen (motilen) Spermien bei unter sechs Millionen liegt. Das ist auch ziemlich logisch, weil – siehe oben ...

Und als ob das nicht reichen würde, kippe ich auch noch die Pipette samt einem Teil der Probe auf meinen Sessel, sodass ich gleich noch eine Putzsession an diese Enttäuschung anhängen darf.

Anschließend gucke ich mir ein Internetvideo mit einem dicken Ehepaar an, das den Test ebenfalls durchführt. Die Frau ist herrlich mütterlich mit seinem Sperma beschäftigt. Und die beiden haben die gleichen Probleme wie ich, die verdammte Pipette mit dem Objektträger zusammenzukriegen, damit das Zeug auch wirklich hineinläuft. »Maybe that shit's too thick!«, sagt die Frau. »Vielleicht ist der Mist zu dickflüssig!«

Doch am Ende ist es geschafft, die beiden haben auch das von mir durchgeführte Quiz absolviert, das Ejakulat ist im Objektträger, die App rattert los. Und dann, nach besagter Minute: Der gute Mann, der aussieht, als bekäme er beim Treppensteigen über drei Stockwerke einen Herzinfarkt, total unsportlich und vermutlich ein großer Fast-Food-Fan, hat einen Bildschirm voller schicker beweglicher Samenzellen, über sechs Millionen natürlich, und ich nicht. Das ist an diesem Samstagnachmittag letztlich doch ein massiver Schlag ins Kontor. »Wie fühlst du dich?«, fragt die Frau ihren Mann zum Abschluss. »Großartig«, entgegnet er. Und die aktuelle Fertilitätskrise der beiden, die sie zu diesem Test motiviert hat, liegt offenbar an der Dame: »Das habe ich immer gesagt!«, räumt sie freimütig ein. Na dann, auf ins nächste Kinderwunschzentrum.

Zurück zu den Experten.

Auf meiner zweiten Fahrt nach Münster ins Centrum für Reproduktionsmedizin und Andrologie (CeRA) ist mir ständig kalt, und ich weiß nicht, warum. Draußen sind es zwar deutlich über 20 Grad, und die Klimaanlage funktioniert bahntypisch auch nicht. Ich fröstele mir über die gut dreieinhalb Stunden Fahrt einen richtigen Ast ab. In der schönen Domstadt angekommen, zittere ich gleich einmal weiter. Es will einfach nicht aufhören. Zudem muss ich hier alleine durch; meine Frau muss leider arbeiten.

Also entschließe ich mich dazu, in den sauren Apfel zu beißen und mir einen Pullover zu kaufen, um meine nur in einem Poloshirt steckenden oberen Extremitäten zu bedecken. Von einer Gänsehaut überzogen, begebe ich mich auf den Weg vom Bahnhof zu einem Outdoor-Geschäft, in dem es meine bevorzugte Marke für solche Fälle geben soll, falls die von mir konsultierte Suchmaschine recht hat. Der Lauf von gut zwei Kilometern führt nicht dazu, dass ich mich aufwärme, im Gegenteil, ich schlottere konstant weiter.

Als ich das neue Bekleidungsstück aus Fleece in Händen halte – passend münsterländisch sehe ich jetzt aus wie ein Jäger –, schaue ich das erste Mal an diesem Vormittag bewusst auf die Uhr und stelle fest, dass mein Termin bei Professor Kliesch bereits in acht Minuten beginnt. Ich ziehe den Pullover an und renne los, wobei ich mich trotz Navigationsfunktion meines Mobiltelefons mindestens dreimal verlaufe. Im Endergebnis bin ich zehn Minuten zu spät und schlauerweise völlig durchgeschwitzt. Und nun zittere ich wegen des Schweißes.

Eigentlich gibt es für Angstzustände in dieser Einrichtung, der Privatambulanz der Chefärztin des CeRA, überhaupt keinen Grund. Sie ist modern eingerichtet, befindet sich nur wenige Hundert Meter vom Bahnhof entfernt und ist im Wartezimmer und den anderen Räumlichkeiten mit schönen grünen Akzenten versehen, vermutlich, weil Grün die Farbe der Hoffnung ist. Die Traurigkeit, die ich aus anderen Kinderwunschzentren kenne, hat sich bis hierhin noch nicht vorgekämpft, zumindest fühlt es sich so an. Das liegt womöglich daran, dass die Chance, dass einem hier aus dem Hoden doch noch ein paar wunderbare Samenzellen entnommen werden können, vergleichsweise hoch ist. Die M-TESE macht's möglich.

Mein Plan ist es aber, zunächst alle anderen Aspekte abklären zu lassen. Dazu gehört eine neuerliche Untersuchung meines Ejakulats, aber auch ein hormoneller Check sowie, falls möglich, weitere genetische Untersuchungen, auf die sich die Münsteraner spezialisiert haben.

In New York bei Professor Schlegel, dem Erfinder der M-TESE, hatte ich erfahren, dass »normale« Kinderwunschzentren oft nicht das gesamte Ejakulat untersuchen, sondern nur eine kleine Teilmenge. Denn, so die Theorie der statistischen Pfennigfuchser: Wenn in dieser keine Samenzellen nachzuweisen sind, wird auch im Rest nichts drin sein. Das wiederum kann – nicht immer, aber gar nicht so selten – eine echte Fehlannahme bei Menschen mit meiner Symptomatik sein. Es ist nämlich durchaus möglich, dass sich ein paar wenige Spermien doch noch im Ejakulat befinden, wenn man sich nur die Zeit für eine vollständige Untersuchung nimmt. Und diese wertvollen Zellen würden für eine Fruchtbarkeitsbehandlung mit der ICSI-Methode durchaus ausreichen. Schlegel erläuterte mir, dass dies bei ihm immer wieder vorkommt und er sich dann freuen kann, dem betroffenen Mann zu erzählen, dass er ihm doch nicht an den Sack gehen muss. (Und Kosten spart es obendrein!)

Die vollständige Analyse des Ejakulats ist jedoch vergleichsweise aufwendig und dauert, wie man mir berichtete, gut anderthalb Stunden im Labor, weshalb sich das viele nicht auf männliche Infertilität spezialisierte Fruchtbarkeitsmediziner schenken. Ich empfehle meinen Leidensgenossen daher dringend, auf eine Gesamtuntersuchung zu bestehen. Es ist der leichte Schimmer einer Hoffnungskerze, die man nicht ausblasen sollte.

Nach kurzer Wartezeit bin ich bei Professor Kliesch an der Reihe. Wir besprechen meinen Fall, ich erzähle ihr von meinen New Yorker Erkenntnissen und berichte stolz, dass ich selbst unter die Spermiensucher gegangen bin. Das Video aus dem »YO«-Testkit findet sie interessant, muss allerdings meine Annahme bestätigen, dass da leider rein gar nichts ist. Die Bewegungen, die ich sehe, sind keine Samenzellen, sondern offenbar der Partikelfluidik geschuldet. Wir reden über die Versuche von meiner Frau und mir, über meine bisherigen Untersuchungen und warum ich glaube, dass es sinnvoll sein könnte, mit der ganzen Chose noch einmal von vorne zu beginnen. Die Fortpflanzungsexpertin geht meine bisherigen genetischen Befunde durch und sieht, dass sie unauffällig sind – also für meine Azoospermie keine Erklärung liefern.

Nach der Besprechung bekomme ich von einer Mitarbeiterin die Vitaldaten abgefragt, werde gewogen, mein Bauchumfang wird gemessen, und mir wird Blut abgenommen.

Dann darf ich eine erneute Samenprobe abgeben. Falls es jemanden interessiert: Ich kann berichten, dass das hier sehr dezent und angenehm möglich ist.

Schließlich geht es zunächst zurück ins Wartezimmer. Dort sitzen andere Männer mit meinem Problem. Aber mir will es nicht gelingen, einen Dialog anzufangen. Wer mich kennt, weiß, dass ich nicht auf den Mund gefallen bin und durchaus aktiv das Gespräch mit meinen Mitmenschen suche; hier jedoch bin ich ein schweigender, introvertierter Felsklotz. Offenbar nimmt mich das alles etwas mehr mit, als ich es mir eingestehen möchte.

Meine Gedanken werden abrupt von der Mitarbeiterin unterbrochen, die mich zu Professor Kliesch ruft. In der Untersuchungsrunde Nummer zwei ist meine Anatomie dran, sprich: mein Hodensack. Die Chefärztin rückt ihm per Ultraschall zu Leibe, es ist aber keine unangenehme Prozedur. Wie sich zeigt, ist auch hier nichts Unnormales festzustellen. Weder sind meine Hoden zu klein noch meine Nebenhoden auffällig. Das Einzige, was zu sehen ist, ist eine Krampfader (Varikozele) auf der linken Seite. Die hätte man, sagt Professor Kliesch, in früheren Zeiten wohl entfernt. Da mir ihr Vorhandensein jedoch gar nicht bewusst war und es keine Symptome gibt, bleibt sie drin. Tatsächlich kann eine solche Erscheinung die Fruchtbarkeit beeinträchtigen – sie sorgt dafür, dass es im Hoden wärmer wird, was die Spermienproduktion potenziell reduziert. Da in meinem Ejakulat jedoch keine Samenzellen nachweisbar sind, dürfte das wenig bis gar nichts ausmachen.

Erst am Nachmittag verlasse ich die Praxis, die Besprechung der Werte erfolgt telefonisch. Das sogenannte Azoospermie-Genpanel, dass das CeRA anbietet, möchte ich noch gerne mitnehmen, allerdings muss ich es mir von meiner Krankenkasse genehmigen lassen. Dabei werden bestimmte

Genombereiche untersucht, die eine potenzielle Begründung für meine Azoospermie liefern könnten. Denn: Bislang weiß nach wie vor niemand, warum ich keine Kinder zeugen kann. Der Spaß kostet allerdings knapp 5500 Euro. Und aus der Portokasse kann ich das leider nicht bezahlen.

Therapie: keine.
Einige Wochen später habe ich Professor Kliesch am Telefon. Bevor wir zusammenkommen, geht es, das ist bei Ärzten wohl keine Seltenheit, ein bisschen hin und her: Erst kann ich gerade nicht, weil ich Handwerker im Büro habe, dann ist sie wieder bei einer Besprechung mit einem anderen Patienten. Das macht die Sache unangenehm spannend für mich.

Schließlich reden wir dann endlich, es ist nach sechzehn Uhr. Die Praxis scheint sich geleert zu haben, und die Fortpflanzungsmedizinerin nimmt sich Zeit. Zuerst bin ich natürlich gespannt, ob bei der Gesamtanalyse meiner Samenprobe etwas herausgekommen ist. Doch: nein. Da ist immer noch nichts, nicht die kleinste Samenzelle. Es ist wie verhext. Ich schlucke und atme tief durch.

Die Ärztin geht meine Werte einen nach dem anderen durch und erkennt nichts Auffälliges. Meine Nebenhoden sind durchgängig, und meine Bläschendrüse und Prostata funktionieren wie gewünscht – das besagen die entsprechenden Biomarker. Dass also die Samenzellen nicht im Ejakulat ankommen, ist augenscheinlich nicht der Fall. Einzig mein erhöhter FSH-Wert (follikelstimulierendes Hormon) zeigt, dass der Hoden versucht, Samenzellen zu produzieren, es aber nicht schafft. Im Befund steht: »Somit bestätigen sich bei gleichzeitig erhöhtem FSH die Vorbefunde einer hypergonadotropen, testikulär bedingten Azoospermie.« Eine Einschränkung der Testosteronproduktion liegt ebenfalls nicht vor, was mich natürlich freut. Wann ist ein Mann ein Mann?

Ich verabschiede mich von Professor Kliesch und bedanke mich für ihre Arbeit. Als ich ein paar Tage danach den Arztbrief mit den Befunden erhalte, steht dort unter Therapie: »Keine«. Als Empfehlung ist angegeben, eine M-TESE zu versuchen, eine ICSI sei bei Kinderwunsch möglich, allerdings aufgrund der altersbedingten eingeschränkten Fertilitätsreserve auf weiblicher Seite – meine Frau ist mittlerweile dreiundvierzig – »mit großer Zurückhaltung« zu betrachten. Würde ich Alkohol trinken, ich würde mir jetzt einen großen Wodka eingießen.

Zum Schluss.

Ich mag Filme mit Happy End, da bin ich wohl wie die meisten Menschen. Allerdings, und das hat mir meine bisherige Zeit auf diesem Planeten gezeigt, kommen die leider meistens auch nur im Film vor. Meine aktuelle Situation zum Ende dieses Buchs stellt sich dementsprechend wie folgt dar: Es scheint keine sinnvolle Lösung zu geben.

Ich könnte eine M-TESE durchführen lassen mit allen medizinischen Risiken. Die sind jedoch nicht wirklich das Problem. Selbst wenn etwas schiefgeht und ich eine Testosteron-Hormonersatztherapie für den Rest meines Lebens durchführen lassen müsste, ich würde es aktuell ohne mit der Wimper zu zucken tun. Was mir größere Sorgen bereitet, ist die Fruchtbarkeitsbehandlung bei meiner Frau. Erstens stehen die Chancen bedingt durch unser Alter nicht sehr gut. M-TESE-Erfinder Peter Schlegel hatte mir erläutert, dass, wenn bei einer M-TESE im Operationssaal lebende Spermien gefunden werden, die Chancen, dass es sechs Wochen später (bei einer erfolgreichen ICSI) eine Schwangerschaft mit einem Herzschlag gibt, bei 45 bis 55 Prozent liegen. Bei Frauen über zweiundvierzig sinkt die Wahrscheinlichkeit jedoch auf 15 bis 20 Prozent. Die notwendige Hormongabe, die Eientnahme und das ganze Drum und Dran, durch das meine Frau gehen müsste, will ich ihr bei einer derart geringen Chance nicht zumuten, auch wenn ich weiß, dass sie es für uns tun würde. Hinzu kommt die Gefahr genetischer Erkrankungen, die auch mit unserem Alter zu tun hat. Adoption und Fremdsperma haben wir für uns ausgeschlossen. Dass wir uns selbst neue Partner suchen – sie einen zeugungsfähigen Mann, ich eine jüngere Frau, mit der M-TESE und ICSI bessere Chancen hätten –, kommt ebenfalls nicht infrage. Wir lieben uns und sind sehr, sehr froh miteinander – wieso dies aufs Spiel setzen? So etwas passiert im Leben sowieso viel zu selten und ist ein großes Glück. Bleibt also vorerst nur eins: einatmen, ausatmen – einfach weiterleben.

Literatur und Links

Becker, Wibke: »Weniger Paare adoptieren Kinder«. *FAZ Online* vom 5. Februar 2017; https://www.faz.net/aktuell/gesellschaft/familien-weniger-paare-adoptieren-kinder-14846277.html

Bricker, Darrell, und John Ibbitson: Empty Planet: The Shock of Global Population Decline. New York 2019 (Zitat von S. 2)

Brunschweiger, Verena: Kinderfrei statt kinderlos. Ein Manifest. Marburg 2019 (Zitat vom Klappentext)

Bundeszentrale für gesundheitliche Aufklärung; https://www.familienplanung.de/

Darwin, Charles, und Francis Darwin (Hg.): The Life and Letters of Charles Darwin. London 1887

Fischer, Kathrin: Generation Laminat. Mit uns beginnt der Abstieg. München 2012 (Zitate von S. 10, S. 19 und S. 23)

Friedman, Stewart D.: Baby Bust: New Choices for Man and Woman in Work and Family. Philadelphia 2013

Greely, Henry T.: The End of Sex and the Future of Human Reproduction. Boston 2016 (Zitate von S. 102 und S. 299)

Haberkorn, Tobias: »Wer nicht geboren wird, hat keine Probleme«, *Zeit Online* vom 15. April 2018; https://www.zeit.de/kultur/2018-04/antinatalismus-theophile-de-giraud-bevoelkerungswachstum-feminismus

Jobs, Steven P.: »Everything in this world ... was created by people no smarter than you«; https://www.youtube.com/watch?v=oKkwbM3zM8M

Landesjugendämter Berlin und Brandenburg: Adoption – ein Weg?!; https://www.berlin.de/sen/jugend/familie-und-kinder/adoption/adoption_ein_weg.pdf

Levine, Hagai, Swan, Shanna u. a.: Temporal trends in sperm count: a systematic review and meta-regression analysis. *Human Reproduction Update,* 25. Juli 2017

N. N.: »No sex please, we're millennials«. *The Economist* vom 2. Mai 2019; https://www.economist.com/united-states/2019/05/02/no-sex-please-were-millennials

Schümer, Dirk: »Kinder? Für mich der blanke Horror«. *Welt Online* vom 12. März 2019; https://www.welt.de/debatte/kommentare/plus190151371/Fortpflanzung-Kinder-Fuer-mich-der-blanke-Horror.html

Spiewak, Martin: »Familie auf Vorrat«. *Die Zeit* 29/2013; https://www.zeit.de/2013/29/fortpflanzung-reproduktionsmedizin-eizellen-einfrieren

Urbia.de-Forum: »Wie aus 0 Spermien plötzlich 18 Mio wurden«; https://www.urbia.de/forum/50-fortgeschrittener-kinderwunsch/4730782-wie-aus-0-spermien-ploetzlich-18-mio-wurden-silopo

Danksagung

Kein Buch entsteht allein. E. hat diesem Buchprojekt ohne zu zögern zugestimmt und stand mir immer zur Seite, ging mit mir durch dick und dünn. Ich weiß, wie glücklich ich mich schätzen kann, mit dir verheiratet zu sein.

Zu Dank verpflichtet bin ich auch Kristin Hoell, Editorial Assistent für dieses Werk. Sie hat, da zitiere ich mich kurz aus einer alten E-Mail selbst, das richtige Maß aus Antreiberei und empathischer Sorge um die arme Autorenseele gefunden. Die Redaktion durch Regina Carstensen war kompetent wie exzellent. Erika Kiuchi war als Stringerin und Rechercheurin in Japan unersetzlich. Ein »Lost in Translation« wäre ohne sie zu meiner ungewollten Realität geworden. Ramona Raabe hält in meinem Berliner Büro die Bälle in der Luft – und das so kreativ wie furchtlos.

Ohne folgende Menschen wäre dieses Buch entweder gar nicht entstanden oder deutlich mittelmäßiger geworden: Andrea Ackermann, Kira Brück, Verena Friedl, Tim Hess, Hermann Rotermund, Heribert Schwan und Nat Urazmetova. Euch allen gilt meine große Hochachtung.

Dicksten Dank muss ich auch meinen vielen Kunden und Kollegen aus den Redaktionen sagen, für die ich schreibe (hier insbesondere Jennifer Lepies und Leo Becker, aber auch Robert Thielicke und Stephan Ehrmann) – sie waren nachsichtig und hilfsbereit, während ich parallel zu meiner regulären Arbeit dieses Buchprojekt gestemmt habe.

Und nicht zuletzt danke ich meiner Mutter, meinem Vater, meiner Schwester und meinen Nichten für all ihre Rückenstärkung aus der südwestdeutschen Provinz. Und natürlich dem Rest der Familie und allen Freunden!